常见病的治疗与调养丛书

男科病的治疗与调养

大字本

三分治 七分养

上海科学技术文献出版社
Shanghai Scientific and Technological Literature Press

图书在版编目 (CIP) 数据

男科病的治疗与调养 / 张瑞, 单良编. —上海:
上海科学技术文献出版社, 2018
ISBN 978 - 7 - 5439 - 7641 - 2

Ⅰ.①男…　Ⅱ.①张…②单…　Ⅲ.①男性生殖器疾病 - 防治　Ⅳ.①R697

中国版本图书馆 CIP 数据核字 (2018) 第 125932 号

组稿编辑:张　树
责任编辑:苏密娅

男科病的治疗与调养

张　瑞　单　良　编

*

上海科学技术文献出版社出版发行
(上海市长乐路 746 号　邮政编码 200040)
全 国 新 华 书 店 经 销
四川省南方印务有限公司印刷

*

开本 700×1000　1/16　印张 16.75　字数 335 000
2018 年 7 月第 1 版　　　2018 年 7 月第 1 次印刷
ISBN 978 - 7 - 5439 - 7641 - 2
定价:45.00 元
http://www.sstlp.com

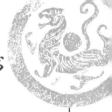
目　录

男性的生理结构　1

调养

常见男性疾病　7

男科病的治疗与调养

男科病的治疗与调养

男科病的治疗与调养

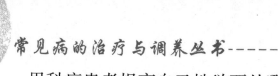
男
科
病
的
治
疗
与
调
养

男科病的治疗与调养

男科病的治疗与调养

男科病的治疗与调养

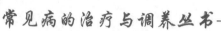

男科病的治疗与调养

男
科
病
的
治
疗
与
调
养

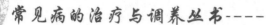

男科病的治疗与调养

男科病患者的保养与保健　119

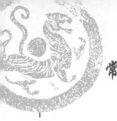
男科病的治疗与调养

男科病的日常饮食调养　151

男性的生理结构

男性生殖器官由内生殖系统和外生殖系统两部分构成。外生殖系统包括阴阜、阴茎、阴囊；而内生殖系统则由生殖腺、管道和附属性腺构成。

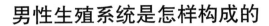
男性生殖系统是怎样构成的

男性生殖系统由哪两大部分构成

男性生殖器官由内生殖系统和外生殖系统两部分构成。外生殖系统包括阴阜、阴茎、阴囊；而内生殖系统则由生殖腺、管道和附属性腺构成。生殖腺为睾丸；管道包括附睾、输精管、射精管、尿道；附属性腺由精囊腺、前列腺、尿道球腺、尿道旁腺构成。

男性生殖要经历怎样一个过程

男性的生殖过程是在中枢神经系统、下丘脑、垂体、睾丸性腺轴等内分泌腺调节控制下，通过精子的产生、成熟、运输和获能等一系列生理活动来完成。

阴阜的生理功能是什么

阴阜是耻骨前方的皮肤及丰富的皮下脂肪组织。成年男性的阴阜上长有阴毛，是男性第二性征标志之一。

阴茎的生理功能是什么

阴茎是怎样一种构造

阴茎是男性重要的生殖器官之一。由于内有尿道通过，故又是泌尿系统的器官之一。阴茎由一条尿道海绵体和两条阴茎海绵体组成。尿道海绵体前端膨大形成阴茎头,其前端有尿道外口,后端膨大形成尿道球。阴茎海绵体为结缔组织和平滑肌形成的海绵状结构,其内部有许多互通的小腔隙与血管相通,阴茎的皮肤薄而软,包绕阴茎头的皮肤皱襞叫包皮。

阴茎勃起过程是怎样的

阴茎是具有勃起功能的重要器官,受副交感神经控制,神经的作用使阴茎动脉血管扩张,静脉管腔部分闭合,由于静脉回流受阻,引起阴茎海绵体和尿道海绵体的充血膨大而勃起。

阴囊的生理功能是什么

阴囊是由皮肤和肉膜组成的口袋形结构,由肉膜形成的阴囊隔把阴囊分成左右两个腔,每侧腔内装有睾丸、附睾和精索下段。这里是产生精子的地方。

睾丸的生理功能是什么

睾丸是男子生殖系统的主要器官,有产生精子和分泌雄性激素的功能。睾丸藏于阴囊内,左右各一,呈稍扁的卵圆形,可分为内外两面,前后两缘,上下两端。睾丸白膜将睾丸分成许多小叶,每个小叶内含有2~3个曲细精管。曲细精管壁含有不同发育阶段的雄性生殖细胞,其中成熟的生殖细胞就是精子。曲细精管之间的部分为睾丸间质,其中有许多间质细胞,能分泌雄激素,对于男性生殖器官和男性的特征,如胡须、骨骼肌、喉结的发育和维持具有重要的作用。

附睾的生理功能是什么

附睾附属于睾丸后缘及上端,分头、体、尾 3 个部分。其功能是储存精子。

输精管和精索有什么生理功能

输精管分哪几个部分

输精管和精索是附睾管的延伸部位,长约 30 厘米,从附睾尾部起始,沿睾丸内侧上升,通过皮下环、腹股沟管、腹环进入腹腔,弯向内下方入小盆腔,再向内跨过输尿管的前上方,到膀胱底斜向内下。由于输精管在此变粗、膨大,故名为输精管壶腹,而末端又变细,并与精囊腺的排泄管合成射精管,贯穿前列腺实质,开口于尿道的前列腺部。根据输精管的走行特点可分为 3 个部分:① 输精管睾丸部;② 输精管精索部;③ 输精管盆部。

精索的构造与功能是什么

精索由输精管精索部、睾丸动脉、蔓状静脉丛,以及神经、淋巴管组成的圆索状结构,表面包有精索被膜。精索是睾丸、附睾和输精管静脉血和淋巴液回流的必经之路,主要功能是保证睾丸的生精功能及成熟精子的输送。

精囊腺有什么生理功能

精囊腺位于前列腺的上方，输精管壶腹的外侧，膀胱底与直肠之间。左右各一，为椭圆形的肌性囊。其末端排泄管与输精管汇合成射精管，在尿道前列腺部开口于尿道，开口处称为射精管孔。既有存精子的功能，又具有分泌功能。精囊的分泌物可稀释精液，并对女性阴道和子宫处的酸性物质起中和作用，同时维持精子在阴道与子宫内活动的生命力。

前列腺的生理功能是什么

前列腺的大小与栗子相似。尿道起端从中间穿过，腺体后面有一浅沟，将前列腺分为左右两侧。当腺体实质有炎症或肥大时，由于坚韧的纤维膜限制，炎症或肥大的腺体向外围扩张，因而常可压迫尿道，使尿液排泄不畅及产生疼痛。

尿道球腺的生理功能是什么

尿道球腺又称库伯腺，是一对豌豆大的球形器官，位于会阴深横肌肉，它是 3 个附性腺中最小的腺体。尿道球除非有病变，一般不能摸到。腺的排泄管细长，开口于尿道球部。尿道球腺是大多数雄性哺乳动物个体开口于尿道的一种腺体，共 1 对，是尿道腺分化形成的。其分泌物为无色透明的黏液，能在性交时润滑阴茎头，也是构成精液的成分之一。尿道球腺也相当于女性的前庭大腺。

常见男性疾病

男科病大致可分为性功能障碍、前列腺疾病、男性不育症、男子生殖器官肿瘤、青少年男性疾患、性传播疾病、性心理疾病等几大类。

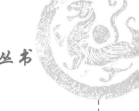

初识男科病

我国男性专科形成于什么年代

众所周知，自古以来中医就有女性专科，古代叫女科，现代则称妇产科；而直到近一二十年，我国才有男科病专科。

男科病有哪些

男科病大致可分为性功能障碍、前列腺疾病、男性不育症、男子生殖器肿瘤、青少年男性疾患、性传播疾病、性心理疾病等几大类。此外，男性生殖器官发育异常以及生殖器官的其他疾病等，也属于男科病的范畴之内。

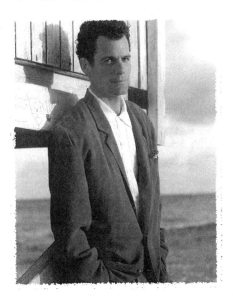

男科病特殊在哪里

由于男性泌尿系统与生殖

系统共用同一通道，因此男科疾病通常是男性泌尿系统与生殖系统疾病相互间杂，这是男性病的特殊表现。

哪些不良生活习惯易导致男科病

（1）不爱锻炼。尤其是办公室的白领们，由于平时缺少活动，再加上常穿牛仔裤，使生殖部位温度过高，对精子的形成产生不利影响。

（2）不讲卫生。很少清洗生殖器官或清除包皮垢不彻底

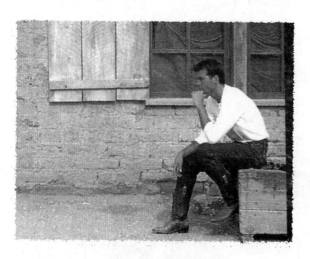

的男性，不但易引起炎症，还会传染给性伴侣。

（3）嗜好烟酒者。烟碱会引起血管收缩，导致阴茎的血流量减少。调查数据表明，吸烟者的阴茎勃起强度明显低于不吸烟的男子；而乙醇（酒精）会对中枢神经系统和性神经产生抑制作用，从而导致性欲减退。

（4）精神紧张。生活压力大，家庭和工作上产生的矛盾，都会影响人的性能力以及性情绪。另外，当性伴侣患有妇科疾病时，男性也易感染生殖疾病。因此，只有加强自我保护意识，养成良好的生活习惯，才能预防男性生殖疾病。

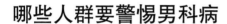

哪些人群要警惕男科病

要警惕男科病的主要人群为：应酬多、经常熬夜、久坐、经常情绪不佳、过度用脑、以及生活压力过大的中年人等男性群体。

应酬多的职业男性为什么易患男科病

应酬多的职业虽然很多，但主要在商界和企业界里。由于这些人平时压力大，工作过度劳累、疲劳及焦虑、紧张、睡眠不好、运动少，加之"应酬饭"不断，从而造成膳食不均衡、生活不规律、使免疫功能低下等，易导致肥胖症、糖尿病等，引起前列腺充血，诱发慢性前列腺炎及泌尿系统感染。

经常熬夜者为什么易患男科病

由于长期熬夜，使身体超负荷运转，因而易出现系统功能紊乱、内分泌失调、神经衰弱、记忆力减退、注意力不集中、反应迟钝、健忘以及头晕、头痛等现象。此外，熬夜人的生活往往不规律，经常会出现腰膝酸软、手脚畏凉、失眠等症状，从而导致性生活不和谐。

因工作须久坐的男性为什么易患男科病

久坐的"静态"生活方式，往往易引起男性阴部充血，使阴部血液微循环受阻，严重者可导致精索静脉曲张，睾丸下坠、下腹部钝痛。倘若又喜欢吃辛辣食物，有烟酒的嗜好，平时喝水少，还经常憋尿，会直接刺激尿路，引起前列腺发炎。如果正发生感冒或胃肠道炎症，还会导致泌尿系统感染反复

男科病的治疗与调养

发作。

情绪不佳者为什么容易患男科病

情绪对于一个人的健康和心理保健有着至关重要的作用，而心情郁闷本身就是一种不良情绪。郁闷的人往往性格孤僻、多猜疑，结果弄得身心疲惫、长期失眠和注意力不集中，同时心理压力还会使身体的抵抗力下降。如果此时感染上疱疹病毒，将很可能会患上水疱和生殖器疱疹等男性泌尿生殖性疾病。

过度用脑者为什么易患男科病

如果超强度的脑力工作超越了神经系统所能负担的限度，而且长期如此，易因过度劳累而产生功能紊乱，可导致头昏头痛、失眠多梦、精神不振、疲乏、注意力不集中、记忆力减退、容易兴奋、容易激动、心烦易怒、特别敏感等症状，发展下去势必危害身心健康。在泌尿生殖系统方面，极易引发前列腺疾病，出现尿频、尿急，尿痛或遗精、功能减退等男性功能障碍。

为什么中年男性易患男科病

医学数据表明，目前中年男性是患性功能障碍的主要人群。原因是他们在家庭中承受的压力最大，使身心过度疲劳、精神焦虑等。虽然患病率较高，但他们求医的积极性却远不如青年人。统计发现，在参与普查的男性中，虽然中年人仅占总人数的 40% 左右，但 60% 以上的男科病却是在他们身上检出的；也就是说，中年男性是男科病的患病主体。所患疾病以早泄、前列腺疾病和男性勃起功能障碍（ED）等为主。

怎样自我判断是否患有男科病

当患上男科疾病时，男人失去的不只是健康，还有家庭的幸福。所以，男人要时时警惕身体发出的"特殊信号"，才能拥有健康的主动权。当身体出现以下状况，如排尿困难，尿液及尿道分泌物异常，腰部、腹部、腹股沟、会阴、睾丸及骶尾部疼痛，下腹部肿块、阴囊内肿块、前列腺肿块，性功能突然减退等，就应该引起注意，这些都是男科病的明显征兆。千万不要听之任之，贻误最佳治疗时机。

男科病可引起什么不良后果

男科病的主要病因为先天性畸形、创伤、感染、肿瘤、内分泌失调、神经异常，以及功能障碍等。以上疾病的发展结果通常会影响男性性功能，或导致不育症。

哪些男科病属于先天性畸形

先天性畸形是指胎儿在母体内发育的这段时间内，由于母体感染上病毒、接触放射线或药物反应等，致使胎儿某些生殖器官组织不发育、发育障碍或发育不全而致先天性畸形。如阴茎太小，促使体积复化而不适合性交；针孔式包茎或尿道外口狭窄，使精液难以排出而影响生育；双侧隐睾导致睾丸温度升高而不能产生精子，进而恶化成癌；严重尿道下裂致使阴茎勃起时出现弯曲或疼痛而出现阳痿、真假两性畸形等。以上均属先天性畸形。

造成生殖器损伤有哪些原因

男人的生殖器出现损伤一般都是由外伤造成的，车祸、踢伤、刀伤、挂伤、踢球引起的伤害、骑车造成的损伤、夹伤等很多外界导致的损伤都能使男性的生殖器受伤。还包括动物咬伤，或者是性交中出现损伤等。

造成生殖系统感染有哪些原因

（1）细菌感染。泌尿生殖系统感染多由革兰阴性细菌引起，约占70%以上；这些细菌包括大肠埃希菌、变形杆菌、产气杆菌、副大肠杆菌、铜绿色假单胞菌等。革兰阳性菌感染约占20%，常见有葡萄球菌和链球菌。真菌感染较少见。多数病例是由一种以上的细菌所致的混合性感染。

（2）特异性感染。包括结核杆菌、血丝虫、阿米巴原虫、病毒、淋球菌、梅毒螺旋体等。除了与上述病原体密切相关外，还与机体抵抗力和其他疾病有关。

（3）其他因素的感染。促使感染的其他因素为：① 梗阻性病变，主要是结石、肿瘤、瘢痕狭窄、前列腺增生、膀胱颈部挛缩等；② 异物，如停留尿管时间超过3天；③ 损伤，尿液、血肿及损伤的组织常是产生感染的条件。

什么是男性神经异常

正常的性能力有赖于健康的心理和体魄。男子正常性功能主要表现在：性欲和性兴奋、阴茎勃起、性交、射精、性欲高潮等环节。要完成以上一系列反射活动，必须具备以下条件：① 健全的大脑皮质性功能中枢和间脑、丘脑的皮质下中枢；② 健全的腰骶部脊髓内的勃起中枢和射精中枢；③ 正常睾丸分泌雄性激素，以维持上述两类中枢的一定兴奋性；④ 正常的生殖器官和其他动情区感觉神经末梢的刺激。此外，心理因素也是影响男性性功能的重要因素之一。例如，85%～90%的阳痿患者都是因为心理因素造成的。

什么是内分泌失调

人体内有一个丘脑—垂体—性腺轴，产生促性腺激素，包括黄体激素、促滤泡激素和雄激素、睾丸酮。当丘脑、垂体或生殖腺有病变时，便会出现一系列器质性病变，与男科病关系密切的有垂体功能低下、西蒙病所致阳痿、垂体嗜碱性细胞肿瘤，促肾上腺皮质激素分泌过多的库欣综合征、性器官发育不良、生殖无能、肥胖生殖器发育不良综合征等。

为什么说治疗男科病心理调节最重要

根据统计，中国的男科疾病发病率高达51%。在众多男科病患者中，真正完全属于生理疾病的只占少数，大多数患者是由于心理障碍引起，或最初是偶然出现生理问题，后因

男科病的治疗与调养

心理障碍而加重。所以，如何解决男科疾病的心理问题应当摆在首要位置。

患了男科病为什么不可讳疾忌医

据统计资料显示，很多男科疾病患者不愿意去医院治疗，以致延误早期最佳治疗时间。许多专家对目前这一奇怪现象表示了极大的担忧。这些男性患者讳疾忌医，即使病情严重了，也不愿到男科就诊，无谓的"颜面问题"最终伤害的只能是男科疾病患者自己。

究其原因，很多男科患者认为，堂堂男子汉，一旦患了病

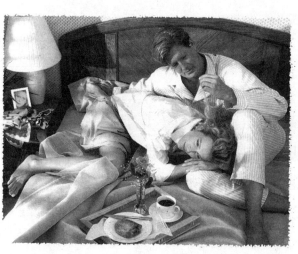

不仅家人会很担忧，周围的亲戚朋友也会说三道四，加重自己的心理负担。加之，患上了男科病也说不出口，要不是病情长期不见好转，才不会瞒着家人来医院就诊。因此，应该改变对男性认识的传统观念，增强男性对自身健康的认识和保健意识，把男科疾病作为一种常见病加以重视，男性的健康问题首先需要"自爱"，不该成为"难言之隐"。

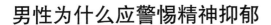

男性为什么应警惕精神抑郁

精神抑郁会导致哪些后果

男性长期处于压抑、悲观、忧愁的状态，神经、内分泌系统就会失调，性动能也会发生障碍，不育的可能性就会增加，还能导致 ED（即男性勃起功能障碍）。

怎样摆脱精神抑郁症

精神抑郁症在始发期或症状不太严重时，可以自我治疗。心理学专家指出几种自我治疗方法：

（1）抑郁常因惰性而起，行动则是惰性的克星。患者需要做一些有意义的事情，应制定出每天从起床到熄灯的行动计划，并遵照执行。要富有事业心，对工作充满热情。

（2）以"利他主义"精神给人以帮助，是治疗精神抑郁症患者的良好方式。与人隔绝、离群索居是引发抑郁症的主要原因。因此，人际交往是自我治愈的重要方法。

（3）要安排一些让人欢乐的事情，将愉快的活动列入日程。在生活中要懂得幽默。胸怀开阔、幽默和诙谐是保持青春不老的最大秘诀。性格开朗的人不会为身边区区琐事而烦恼。

（4）要经常锻炼。适当的运动会增强患者的自信心，松弛神经，提高机体活力。但锻炼必须有一定的强度、持续时间和频率，才能达到预期效果。

（5）季节性抑郁症患者应经常到户外接触阳光和绿色植物，这有助于疾病的治疗和康复。

男科病的治疗与调养

男性生殖系统常见肿瘤有哪些

男性生殖系肿瘤在我国肿瘤疾病中虽不占最重要地位，但却是泌尿外科疾病中最常见的疾病之一，且发病率和病死率均有增长的趋势。常见的男性生殖系统肿瘤主要有：阴茎癌、睾丸肿瘤、前列腺癌、膀胱癌等。

阴茎癌好发人群及症状是什么

阴茎癌多见于 40～60 岁、有包茎或包皮过长的男性群体。开始表现为硬块或红斑，突起小肿物或经久不愈的溃疡，由于包皮垢掩盖未引起足够重视，后期有血性分泌物自包皮口流出，肿瘤可突出包皮口或穿破包皮呈菜花样，表面坏死，渗出物有恶臭，肿瘤继续发展可侵犯全部阴茎和尿道海绵体。就诊时常伴有附近淋巴结肿大。

睾丸肿瘤好发人群及症状是什么

此病比较少见，但在阴囊部肿瘤中仍以睾丸肿瘤最为多见。睾丸肿瘤多发于 20～40 岁人群。临床症状多不明显，少数有疼痛。睾丸肿大，但仍保持原形，表面光滑，质硬而沉重。附睾、输精管无异常。隐睾发生肿瘤时则在下腹部和腹股沟中出现肿物。睾丸肿瘤须与鞘膜积液、附睾及睾丸炎等相鉴别。

前列腺癌好发人群及症状是什么

此病在欧美发病率极高，但在我国比较少见，近年来的发病率有上升趋势。临床表现差别很大，与肿瘤的分型有关。

潜伏型、隐匿型皆无局部症状,血尿较少,部分患者和已转移患者通常表现为腰背痛,坐骨神经痛。患者有慢性消耗症状,消瘦、无力、贫血。前列腺癌可分为3种类型:① 临床症状与前列腺增生症差不多;② 隐蔽型,肿瘤小,不会引起梗阻和临床症状;③ 潜伏型,仅在组织行病理检查时发现。

膀胱癌好发人群及症状是什么

膀胱肿瘤高发年龄为50～70岁。男女的比例为4∶1。绝大多数以无痛性肉眼血尿就医。血尿间歇出现,可自行停止或减轻。另有少数患者以尿频、尿痛、排尿困难、尿潴留和下腹肿块为起始病状就医。膀胱癌晚期可见下腹部浸润性肿块、严重贫血、水肿等。盆腔广泛浸润时腰骶部疼痛、下肢水肿。鳞癌和腺癌高度恶性,病程短。鳞癌可因结石长期刺激引起。小儿横纹肌肉瘤常以排尿困难为主要症状。

男科病的治疗与调养

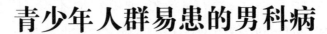

青少年人群易患的男科病

青少年常见男科病主要有哪些

青少年男性疾患是一类范围较广的疾病，主要包括以下几种：隐睾、包茎和包皮过长、鞘膜积液、精索静脉曲张。

隐　睾

何谓隐睾

隐睾是指男婴出生后单侧或双侧睾丸未降至阴囊而停留在其正常下降过程中的任何一处。也就是说阴囊内没有睾丸或仅一侧有睾丸。

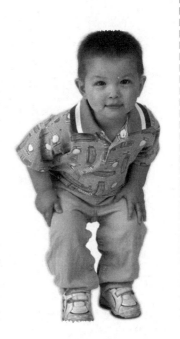

隐睾形成的原因是什么

一般情况下，随着胎儿的生长发育，睾丸自腹膜后腰部开始下降，于胎儿后期降入阴囊，如果在下降过程中受到阻碍，就会形成隐睾。研究结果显示，发生隐睾的概率是1%～7%，其中单侧隐睾患者多于双侧隐睾患者，尤以右侧隐睾多见，隐睾有25%位于腹腔内，70%停留在腹股沟，约5%停留于阴囊上方或其他部位。

隐睾对身体健康有哪些危害

隐睾对身体健康的影响表现在两个方面：

（1）隐睾会影响睾丸的生长发育，从而导致生精功能障碍，引起不育。因为正常睾丸位于阴囊内，睾丸的温度可稳定在34～35℃，这非常有利于睾丸的发育和精子的产生。隐睾患者由于睾丸不在阴囊中，睾丸温度多为36～37℃，这使得睾丸发育和生精功能受到了严重危害，因此导致成年后不育。

（2）隐睾可大大增加睾丸恶性肿瘤，也就是睾丸癌的发病机会增高。资料显示，隐睾患者其睾丸癌发病机会为正常人的40倍，因此不管从生育角度还是从健康角度考虑，隐睾患者都需要及时治疗。

怎样可发现幼儿是否隐睾

隐睾患儿在出生后1年内有可能睾丸自行下降到阴囊，如果1年后仍未下降到阴囊，其下降到阴囊的可能性就很小了。

怎样选择治疗隐睾的最佳时机

手术是治疗隐睾最有效的方法。手术方式是将精索松解，并对睾丸实施固定术。男孩儿2岁时如果睾丸仍不在阴

男科病的治疗与调养

囊内,即已经有病理改变。也就是说,如果男孩儿 2 岁时隐睾仍未得到治疗,那么其睾丸就已受到损害了,所以目前公认最佳的隐睾手术时机为 1~2 岁。

包茎和包皮过长

包茎和包皮过长分别是怎么回事

包茎是指包皮口过小,使包皮不能上翻显露出阴茎头;而包皮过长则是指包皮可覆盖全部阴茎头,而包皮口并不小,可以上翻显露出阴茎头。婴幼儿包皮过长往往是生理性的,到了青春期后阴茎头仍迟迟不能显露,才能称为包茎或包皮过长。

包皮过长和包茎危害性在哪里

很多家长可能不了解包皮过长、包茎的危害性,一直认为这是小毛病,不会造成什么严重后果。其实包皮过长、包茎的危害很大,甚至会影响到孩子一生的幸福。包皮过长与包茎能阻碍男性青春期生殖器正常发育,造成生殖器短小,许多青少年因此会产生心理疾病。此外,如果不注意阴部卫生,很容易形成包皮垢,进而引发泌尿感染性疾病以及性功能障碍,降低精子活力,引起男性不育,婚后还极可能将病菌传染给妻子,使其患妇科病久治不愈,并造成性生活不和谐。另外,还可造成包皮嵌顿,若不及时治疗,会造成生殖器坏死,甚至导致生殖器癌变。

包皮过长、包茎为什么应及时手术治疗

包皮环切术简单方便，也是治疗包皮过长和包茎唯一有效的方法，患有包皮过长和包茎的男性要及时接受手术治疗。

包茎和包皮过长的最佳手术时间是什么

专家建议，幼儿包茎手术应在 6 岁以内；包皮过长也应在青春前期施行手术，也就是在 10 岁左右。在此之前，应经常清洗阴茎，清洗时应将龟头外翻，将包皮囊内彻底清洗。

鞘膜积液

什么是鞘膜积液

由睾丸下降时鞘状突的腹膜衍生来的鞘膜具有分泌功能，鞘膜的浆膜面可分泌液体，其可通过精索内静脉和淋巴系统以恒定的速度吸收，当分泌增加或吸收减少时，鞘膜囊内积聚的液体超过正常量而形成囊肿者，则称之为鞘膜积液。

鞘膜积液的症状和危害是什么

鞘膜积液多数发生在一侧，主要症状为阴囊内或腹股沟区有一囊性肿块。如果鞘膜积液量少，基本无不适症状，多数在体检时才被偶然发现；如果积液量较多，患者常感到阴囊下垂、发胀、精索牵引痛等。当发生巨大睾丸鞘膜积液时，阴茎会缩入包皮内，从而直接影响排尿与性生活，也会妨碍走

路和劳动；如果是交通性鞘膜积液，站立时会出现阴囊肿大，平卧后托起阴囊，积液可逐渐流入腹腔中，这时囊肿会缩小或消失。

精索静脉曲张

什么是精索静脉曲张

精索静脉曲张是青壮年人群常见男科疾病，是指因精索静脉血流淤积而造成精索蔓状丛（静脉血管丛）血管扩张、迂曲和变长。

发生静脉曲张会有哪些症状

精索静脉曲张患者在久站之后，会出现小腹下坠、阴囊坠胀、睾丸胀痛等症状。

精索静脉曲张有哪些危害

此症多发于左侧，但双侧发病者也并不少见。精索静脉曲张可伴有睾丸萎缩和精子生成障碍，造成男性不育。此外，极易诱发前列腺炎

精索静脉曲张为什么可引起男性不育症

资料显示，有 10%~20% 的男性不育症是由精索静脉曲张造成的。这是因为，曲张的静脉可造成睾丸局部血流障碍，生精上皮缺氧，产生精子能力下降；曲张的静脉易使睾丸局部的温度上升，不利于精子的产生；肾、肾上腺的代谢产物倒

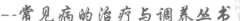

流入睾丸,会对生精上皮产生直接危害。

怎样治疗精索静脉曲张

大多数情况下,精索静脉曲张并不严重,只需日常观察,定期复查即可。但当静脉曲张合并不育症或阴囊胀痛明显时,应积极进行治疗。

目前,手术疗法是治疗精索静脉曲张的主要方法,也是最可靠有效的方法。精索静脉曲张手术分为精索内静脉高位结扎术和腹腔镜下精索内静脉结扎术。腹腔镜结扎术适合双侧精索静脉曲张患者,特点是手术痛苦少,但费用较昂贵;而精索内静脉的高位结扎术,对患者损害很小,疗效可靠。另外,采用介入栓塞的方法,通过导管向精索内静脉里注射硬化剂,也可起到封堵精索内静脉的作用。此疗法虽然创伤小,不需要开刀,但疗效不及手术疗法。由于药物治疗没有确切疗效,因此不宜采用。

手术最佳时间是什么

专家建议,做精索静脉曲张手术,宜在患者青春期前进行,这样才不会对患者的睾丸生长和生育能力造成不良影响。

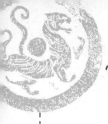

男性性功能障碍

什么是男性性功能障碍

男性性功能障碍是指男性在性欲、阴茎勃起、性交、性高潮、射精等性活动的 5 个阶段中,其中某个阶段或几个阶段或整个阶段发生异常而影响性活动正常进行。最常见的男性性功能障碍是阴茎勃起和射精异常。

引起性功能障碍可能有哪些因素

男性性功能是一个复杂的生理过程,涉及各方面,诸如神经因素、精神因素、内分泌功能、性器官等。虽然引起男性性功能障碍的原因是多方面的,但其中大脑皮质的性条件反射起着尤为重要的主导作用。性功能障碍总体上可分为功能性性功能障碍和器质性性功能障碍两大类,前者占性功能障碍的绝大多数,而后者颇为少见。

性功能障碍的表现主要有哪些

性功能障碍主要表现为:性厌恶、性欲减退、性欲亢奋等几方面。

1.引起性厌恶的原因

引起性厌恶的主要原因为精神因素。造成性厌恶的重要精神因素似乎很多,诸如双亲对性有抵制态度、患者有性创伤史、青春期体象很差或自信心很低等均可导致性厌恶。此外,配偶如果经常把性生活作为对其他行为或物质的一种报偿,也可能产生性忧虑以致性厌恶。少数病例还与精神疾病有关,如焦虑症、强迫症及恐惧症等。

2.引起性欲减退的原因

导致性欲减退的病因有精神因素和器质性因素,也可能两者相互影响,两方面原因可见如下:

(1)心理因素。性欲减退与心理因素有密切关系,如性生活不协调,从无快感;妻子缺乏吸引力;恐惧心理,怕性交失败,怕导致女方怀孕;精神紧张,意志消沉;长期禁欲或纵欲后出现性兴趣减低。

(2)器质性疾病和药物影响。精神神经疾患,如精神分裂症、先天性愚型、老年性痴呆、严重抑郁症患者。药物引起性欲淡漠者,如抗高血压药螺内酯(安体舒通)、α甲基多巴、利舍平、可乐定(可乐宁)等。内分泌功能紊乱者,如垂体功能减退、甲状腺功能减退、库欣综合征、肾上腺皮质醇增多症等均可引起性欲减退。生殖器疾病,如慢性炎症、阴茎海绵体硬结症等皆可导致性欲淡漠。慢性疾病,如心肌梗死、肝硬化、慢性肾衰竭等。

3.引起性欲亢进的原因

躁狂症能使人失去大脑控制,从而产生性欲亢进。吗啡、哌替啶(杜冷丁)和毒品皆有强大的镇痛作用,由于镇痛会产生欣快、弛张感,从而促进性欲。无休止的性生活,很容易令对方厌恶。

男性性功能障碍可分哪些类型

男性性功能障碍根据其症状大致可分为性欲障碍、阴茎勃起障碍、性交障碍、射精障碍等。大致可分为3种类型：即器质性与功能性；原发性与继发性；境遇性。

什么是器质性性功能障碍

器质性性功能障碍，是指机体某个器官或系统发生病理性改变而导致的性功能障碍，如脑瘤、脊柱骨折、截瘫、动脉硬化、睾丸发育不良、性腺功能低下、甲状腺功能亢进或低下、尿道下裂或尿道上裂，或因服用了神经抑制性药物等。

什么是功能性性功能障碍

功能性性功能障碍，是指在机体上找不到器质性病变而发生的性功能障碍。功能性功能障碍多是由于性知识不足、精神上的创伤、夫妻关系不协调、环境不适应而造成，或由于医源性的原因，如偶然的性交失败，被医师误诊为阳痿而加重了精神负担造成的勃起障碍等。

什么是原发性与继发性性功能障碍

原发性性功能障碍及继发性性功能障碍主要按发生的时间来分类。如从首次性接触就开始发现有性功能障碍，或以前性功能良好，以后才发生性功能障碍。前者称为原发性功能障碍；后者则称为继发性性功能障碍。

什么是境遇性性功能障碍

境遇性性功能障碍是指对某个人或在某种环境下才发生的性功能障碍，而对其他人或换一种环境，则性功能完全正常。这种情况主要由精神和心理因素造成。

消除性功能障碍为什么首先要注意调节性心理疲劳

当今最常见的性难题恐怕不是阳痿、早泄，而是缺乏应有的性欲望。抑制性欲望最主要的因素是缓慢积累的心理疲劳。因此，消除性功能障碍，首先要注意调节性心理疲劳。

怎样调节性心理疲劳

驱除性心理疲劳简便易行的办法是做好性生活之前的心理准备。以下是几种自我调节性心理疲劳的方法：

（1）精神分析疗法。通过医患之间的交流，施行心理疏导，从正面阐述正常性心理状况及性心理障碍的发生情况，通过认识疗法，让患者了解治疗的目的、意义、方法、效果等。

（2）行为疗法。是目前治疗性心理障碍比较有效的一种方法，它是通过围绕性兴奋或性高潮能力为轴心，运用变换刺激方式和强化训练方法以实行性行为重建。

（3）药物疗法。包括使用性激素、抗抑郁剂、抗焦虑剂等，帮助消除某些抑郁、焦虑等不适症状和减少异常性冲动机会，防止产生不良后果。此方法多作为辅助治疗。

（4）生物反馈法。通过现代技术，使人学会随意控制和调整体内的生理活动，使患者全身松弛、消除紧张疲劳，同时调整阴茎勃起，建立正常的性兴奋信号，消除异常冲动的发生。

男性性功能障碍患者常存在哪些心理误区

我国的性功能障碍患者有 1 亿人左右，其中 70% 是由于心理因素所致。以下为男性性功能障碍患者常见的心理误区：

（1）因患性功能障碍产生自卑感。其实一个人患有性功能障碍并不罕见，因此就不要讳疾忌医。若能及时接受专业、规范的治疗，则很快可以治愈。

（2）认为性功能障碍全是由心理因素引起的。这种推断不够严谨，因为大多数勃起功能障碍与器质性疾病、某种药物及不良生活方式有关，也可由抑郁、吸烟、酗酒等原因造成。

（3）认为性功能障碍是随年龄增长而出现，不可逆转。

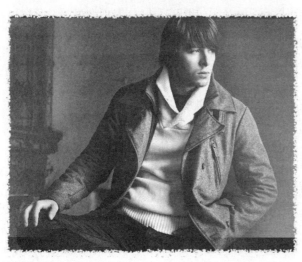

这是对于性功能障碍最大的误解。衰老并不一定会导致性功能障碍。专业治疗可使多数男人不论年龄多大，都可享受性生活。

（4）认为性功能障碍只是个人的秘密。如果一旦患此病，就应与配偶认真沟通,相互理解,及时接受专业治疗,否则会影响性生活质量,甚至危及家庭和谐。

(5)认为出现性功能障碍,随便买些"壮阳药"就行。其实引起性功能障碍的原因很复杂,因此治疗性功能障碍的药物也不能乱用,必须有专业医师的指导才行,否则极易使病情越来越重。

(6)认为患了性功能障碍,就意味着男子汉地位的丧失。有些性功能障碍患者因为"怕丢面子"而不愿就诊。所以,治疗的关键是消除心理障碍。

长期性压抑为什么会导致性功能障碍

专家发现,和谐美满的性生活不仅可使男性身体健康,还能增强男性的自信心和活力。但是,夫妻之间如出现性压抑,则会严重危害健康。性压抑一般多由以下3种情况造成:

(1)有些妻子把性生活当做一种"交易",一旦不顺心或与丈夫怄气,就进行"性封锁""性惩罚",拒绝与丈夫过性生活,以此来制服或"教育"丈夫。

(2)有些男子错误地认为精液是人体的宝贵精华,射精过多会伤元气。其实,精液是人体的一种普通的体液,其90%以上的成分是水分,只含有微量的蛋白质、糖、无机盐。同人体的其他体液一样,精液可源源不断地产生或排泄。

(3)夫妻一方由于患病而不宜过性生活,长期处于这种状态易使男性大脑性中枢功能失调,呈抑制状态,最终可能引起性功能障碍。

为什么婚外性生活会易导致性功能障碍

婚外性生活除了会引起夫妻反目、家庭破裂外，还可能导致性功能障碍。例如，男性偷情可能会出现阳痿、早泄，女性偷情可能出现阴道痉挛、性冷淡等。这些性功能障碍主要是由心理因素造成的。因为有婚外性生活的男女由于担心社会舆论的谴责、家庭破裂、名誉地位受影响，在和配偶过性生活时常会产生紧张、焦虑和愧疚的心理。

对于偷情的男性来说，由于婚外性生活的环境欠佳，如野外、集体宿舍、其中一方的家里等，担心被人发现，尤其怕被对方的丈夫撞见，因此过性生活总是匆忙行事，希望尽快结束，因此就容易发生性功能障碍。另外，婚外性生活时性兴奋过高，极易发生早泄。

因此，奉劝婚外性生活导致性功能障碍的患者，应及时从感情的泥潭中挣脱出来，尽快做出正确的选择，才能恢复和谐美满的夫妻性生活。

为什么知足常乐能降低患性功能障碍的概率

"知足者常乐"可能被许多人视作陈词滥调，但这句话却有助于提高男性的性功能。根据新的研究结果显示，女性应对压力和不满的能力强于男性，因为同样面对困难时，男性大多借酒消愁或是通过吸烟来缓解压力，而女性则会通过体育锻炼或向他人诉说来寻找解决的办法。

对生活的满意程度是指人们对生活和事业的满足程度，而不包括具体的个人性爱好或性生活能否全部得到满足。研究显示，对性生活满意程度不高的男性比性生活知足的男性因各种原因死亡的概率2倍，而且前者较之后者由于患病而死的概率高3倍，另外那些有酗酒恶习的性生活不满意的男性死亡的概率更高。

和谐的性生活、经常性的体育锻炼、频繁的社交活动、不吸烟以及适度喝酒，可以在一定程度上降低男性性功能障碍的发生概率。因为生活在社会中，不仅仅是为了赚钱维持生计，还要关注自己的性心理和性能力。只有对性生活现状感到满意，才会拥有健康的性心理。

性功能障碍患者可怎样进行自我宣泄

性功能障碍不仅会损害男性患者的生理和心理健康，也会直接影响到夫妻感情以及家庭和睦。只有学会及时宣泄，才会保持一个愉快的心情及平和的心态。下面介绍几种简单的宣泄方式：

（1）思维自控。在出现性功能障碍时，切莫将自身性能力想得很差，这时可开动脑筋，多想些鼓励自己的话，如下次努力就一定成功，以提高下次性爱时的自控能力。

（2）倾诉开导。适时找知己聊聊，倾诉郁闷于心头的矛盾与痛苦，就会感到轻松无比。若倾听者善于从多方面劝说疏导，还可使患者得到启迪和安慰。当然，最好还是到医院寻求医师的帮助。

（3）唱歌自乐。可在家中或是野外，选择一些热情、奔放、高亢、激昂的歌来唱。这样，心境自可从阴沉转为明朗。

（4）高喊宽胸。每天清晨到处走走，做"嗨"字操，宣泄效果极佳。练习方法：站稳，全身放松，一脚放前，一脚在后，挺胸挥臂，有节奏地高喊"嗨"字 60 遍，在阵阵喊声中宽胸利气，平衡心态，这对于随时清除不良情绪大有益处。

治疗性功能障碍的原则是什么

性功能障碍疾病的治疗原则如下：

（1）收集信息。要深入患者心灵深处，掌握患者的心理症结。

（2）做出鉴别诊断。通过各种检查，排除器质性病变后，再进一步了解心因性功能障碍是原发性还是继发性的。

（3）个性化治疗。要针对患者的具体情况，制订个性化治疗方案，再循序渐进地进行疏导，不断提高患者的心理素质，消除各种性心理障碍因素。

（4）掌握性知识。要通过心理疏导，要求患者具体掌握性解剖、性生理、性心理、性行为等性的基本知识，继而促使转变其不良的性心理。

（5）信息反馈。要通过反馈信息不断深入了解患者性心理的内在活动，如性生活频率、迫切性、性交时间、快感体验、夫妇和谐等，让其不断自我评价功能改善情况。

（6）消除紧张情绪。要协调夫妇性生活以外的心理压力，即消除社会紧张因素。

（7）不滥用药物刺激。对心因性性功能障碍的治疗，必须根据"心病要用心药医"的原则，禁用不必要的药物如激素等。

（8）帮助患者树立信心。要根据患者个人的文化程度、性知识水平、年龄、个性特征等，帮助患者找出致病的主要原因，消除不利因素及病理心理状态；同时注意科学性和趣味性结合，做到理中有趣、以理服人，使患者树立治疗信心，进而达到因势利导、不令而行的心理疏导境界。

　　总之，性功能障碍疾病的治疗不是单纯的吃点药就能治疗成功的，必须结合各种治疗手段，根据患者的的具体病因，对症治疗，才能及早摆脱性功能障碍的困扰。

男性性生活异常

阴茎勃起障碍

阴茎勃起障碍包括哪些现象

所谓阴茎勃起障碍是指阴茎非正常情况下的勃起状态，包括阳痿、阴茎勃起不坚、阴茎异常勃起等现象。

阴茎为什么会勃起

阴茎的勃起是由于大量血液快速流入阴茎海绵体，使其内压急剧上升所致。阴茎是一个血供极为丰富的器官，血液供应主要来自阴部内动脉的 3 个分支。阴茎的静脉血管也非常丰富，回流来自阴茎动脉的血流。另外，阴茎的神经有交感神经和副交感神经，对阴茎的勃起起着重要的调节作用。

在阴茎松软状态下，阴茎动脉及少量平滑肌收缩，维持阴茎的血液供应，起到营养阴茎的作用。在性刺激的作用下，通过神经血管舒张调节，在正常体循环的血压下可驱使大量血液进入阴茎海绵体的血窦内，使血窦充分膨胀并限制于坚韧而弹性较小的阴茎白膜内，使阴茎勃起坚挺。正常阴茎勃起后,可充满 100～200 毫升血液。与此同时,海绵体输出静脉内垫收缩,减少静脉端的血液回流,这样保证了海绵体静脉窦的充分充盈,维持了阴茎的勃起。

引起阴茎勃起障碍的原因有哪些

阴茎勃起功能障碍多数是由心理因素和器质性原因造成的。心理性阴茎勃起功能障碍是由于紧张、压力、抑郁、焦虑和夫妻感情不和等精神心理因素所造成的;器质性阴茎勃起功能障碍可分为以下 3 种:

(1)血管性原因引起。包括任何可能导致阴茎海绵体动脉血流减少的疾病,如:动脉粥样硬化,动脉损伤,动脉狭窄,阴部动脉分流及心功能异常等,或有碍静脉回流闭合机制的阴茎白膜、阴茎海绵窦内平滑肌减少所致的阴茎静脉漏。

(2)神经性原因引起。中枢、外周神经疾病或损伤均可导致勃起功能障碍。

(3)手术与外伤引起。大血管手术、前列腺癌根治术、腹会阴直肠癌根治术等手术,以及骨盆骨折、腰椎压缩性骨折或骑跨伤,可引起阴茎勃起有关的血管和神经损伤,导致勃起功能障碍。

阴茎异常勃起

什么是阴茎异常勃起

阴茎异常勃起是一种在无性欲或性刺激情况下长时间的阴茎海绵体勃起,久举不衰,伴有疼痛或在试图性交时产生疼痛,能持续数小时、数天,乃至数月,具有起病急,易留永久性阳痿后遗症等特点。近年来,医学研究者把不伴有疼痛的阴茎异常勃起称为阴茎持续勃起。一般不出现阳痿,多由海绵体内注射血管活性药物所诱发。目前对阴茎异常勃起和阴茎持续勃起是否为两个独立的疾病尚有争论,但因其发病机制相同,多数人把它们看成是同一种疾病的不同阶段。

阴茎异常勃起的症状是什么

阴茎异常勃起的临床表现为:突发。酒后或性交后,或睡眠醒来,阴茎迅速异常增大,比平时勃起体积大 1~2 倍以上,疼痛无情欲,用手淫或性交方式,均不能使阴茎疲软,每次可持续数日或更长。患者一般排尿正常;若侵犯尿道海绵体,则有尿道刺激症状,尿频、尿急。有的为急于解除阴茎异常勃起,强行性交射精,然而,阴茎无松弛,肿胀反而加剧。

引起阴茎异常勃起的原因有哪些

阴茎异常勃起者,约 60% 的病因未明,因此称这一类为特发性或原发性阴茎异常勃起;其他 40% 左右的患者可找到相应的原因,称之为继发性阴茎异常勃起。其主要原因有:

(1)神经性原因。局部病变侵及周围神经反射性刺激,如感染、炎症、尿道肿瘤;脑脊髓中枢病变,或勃起神经、阴部神经刺激;直接或间接上行性脑刺激。

(2)机械性因素。血栓或假血栓形成;阴茎外伤出血或血肿;阴茎肿瘤;阴茎炎性肿胀和水肿等。

(3)药物性因素和其他因素。纵酒、降血压药、抗精神病药、创伤、代谢紊乱、精神病、镰刀形细胞贫血、恶性肿瘤、抗凝治疗、狂犬病等。

用哪两种方法可治疗阴茎异常勃起

患有阴茎异常勃起者，不管是原发性的还是继发性的，都要及时治疗，以免造成因阴茎海绵体持续损害而导致永久性勃起功能障碍。治疗此病时，常采取以下两种方法：

（1）保守治疗。① 冷敷法。用冰袋置于阴茎上；以中药寒水石、玄明粉，用猪苦胆汁调成糊状冷敷。② 穿刺抽吸冲洗法。发病 12 小时后，仍不能恢复正常状态，可采用此方法，以免瘀血过久而使海绵体组织损害严重。在局麻下，以 12 号大针头在一侧阴茎海绵体进行穿刺，抽出暗红色黏稠血液，并用尿激酶溶液 20 毫升，注入海绵体内冲洗，30 分钟后再抽再冲，直至血色鲜红，阴茎松软；翌日阴茎复胀，仍用此法抽提。

（2）手术治疗。有分流术和阴部内动脉栓塞术。分流术适用于低血流量型阴茎异常勃起，有 4 种手术方法，分别为阴茎头海绵体分流术、尿道海绵体分流术、大隐静脉海绵体分流术和阴茎背静脉海绵体分流术。目前最常用的方法是阴茎头海绵体分流术，其疗法简单易行，成功率高，术后并发症少。对分流手术无

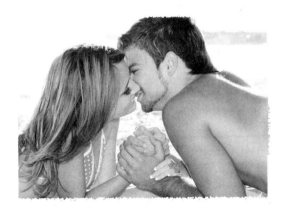

效的高血流型阴茎异常勃起，可采用阴茎内动脉栓塞术。

性欲障碍

什么是性欲障碍

性欲障碍是指对性厌恶、性欲减退、性欲亢进的统称。

其表现是怎样的

性厌恶是指男性对性活动或性活动思想的一种持续性憎恶反应。一想到与伴侣发生性关系时，就会产生强烈的抵触情绪；或由于极度的恐惧和焦虑，会主动回避性活动。性欲减退是指在长期生活中适当和反复的性刺激下，仍无性交愿望，或以前性欲良好，后来发生显著改变。性欲亢进是指性欲过旺，只要在轻微的刺激下阴茎便会迅速勃起，有强烈的性交愿望。中医所学称之为"阳强"。症状表现为：性爱成癖，纵欲无度。

性厌恶和性欲减退会出现哪些症状

性厌恶患者的典型临床表现为：在和他人的性接触中各方面都充满着对性的否定反应。有时表现为处境性的，仅在与配偶或异性接触时发病。某些病例的憎恶反应则为生理性的，表现为周身出汗、恶心、呕吐、腹泻、心悸等，有些仅有厌恶情绪。某些患者仅表现为性活动次数减少或缺乏性活动兴趣。

性厌恶患者常常在一次接吻、拥抱或抚摸时，即可诱发这种反应，有时有关的想象比性活动本身引起的忧虑更为强烈。多数男性性厌恶患者的性唤起正常，可有正常性交和射精活动。少数患者合并阳痿或性高潮功能障碍等。性欲减退的临床症状主要为：性欲淡漠,性生活次数减少,缺乏性快感等。常伴有神经衰弱症状,如精神抑郁、情绪低落等。

造成性欲低下可能有哪些疾病

男性性欲低下的病因很复杂,所有严重的全身性疾病、慢性疾病、过度疲劳,都可以降低性兴奋,导致性欲低下。

（1）内分泌疾病,如艾迪森病、库欣综合征、高泌乳素血症、垂体功能减退、甲状腺功能减退等都可引起男性性欲低下。

（2）遗传性疾病,如克氏综合征等。肝脏疾病,如慢性活动性肝炎、肝硬化等。营养代谢性疾病,如低血糖、低血钾、糖尿病、营养不良等。

（3）其他方面的疾病,如慢性肾功能衰竭、充血性心力衰竭、脑部肿瘤、脑血管疾病、慢性阻塞性肺疾病、胶原性疾病、寄生虫感染、前列腺炎、恶性肿瘤等许多疾病都能引起男性性欲低下。除上述器质性疾病可导致男性性欲低下外,性知识缺乏、精神情绪不佳也是导致男性性欲低下的重要原因。

导致性欲低下有哪些心理因素

性欲是一个生理、心理、社会诸多因素调控的综合现象,这3方面的变化都会影响性欲。以下6种心理极易导致性欲低下：

（1）沮丧。经济问题、工作挫折常常令人沮丧。妻子长期对做爱不感兴趣,会导致丈夫心情沮丧。丈夫应该谅解妻子,而妻子也应该从性冷淡的状态中解脱出来,改善夫妻的

男科病的治疗与调养

关系。

（2）自私。很多夫妻结婚多年后，对性爱的兴趣已大不如前，问题在于缺乏互相赞美和支持。一个男人得不到称赞和一个女人得不到称赞同样可怕，都会使他们的情感产生缺陷。

（3）性禁忌。男性的性禁忌过多，会导致紧张并自责，不妨试着对性采取较为开放的态度，和妻子坦诚地谈这个问题，并且在性生活时不要有顾虑，学会放松，可以改善紧张情绪。

（4）性神话。有的男性道听途说别人吹嘘性能力，或看到介绍性技巧的表演，渐渐觉得若有所失，以为自己的性能力不如他人，从而失去自信心，并产生自卑心理。

（5）缺乏适应性。一对夫妇从一个阶段进入另一阶段时，性生活可能会休止一段时间。必须调整各自的心态以便融洽地相处。在他们适应后，性关系很快就会恢复正常。

（6）不和谐。夫妻对某些生活观点不同，容易导致争吵，使性关系在压力下几乎停止。心理学家认为，良好的性关系是以共享生活中的观点作为基础，随着和谐共处而更加愉快。

性交障碍

什么是性交障碍

性交障碍是指在性交中产生各种症状，使性交无法完成或继续。包括性交昏厥、性交失语、性交猝死、性交恐惧症、鸡

男科病的治疗与调养

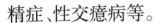

精症、性交癔病等。

性交昏厥是怎样引起的

在进行性生活时由于情绪过分激动、兴奋，或过于紧张、焦虑引起一系列不良的神经反射，造成全身周围血管扩张，脑供血相对不足，产生一过性脑缺血，以致在性生活过程中，突然出现面色苍白、意识丧失、呼之不应的情况，稍事休息后可以醒转过来，但常有头昏眼花、两眼发黑的感觉。需要注意的是，患有癫痫、糖尿病、胰岛细胞瘤、心脏病等患者，在性生活时也可能出现昏厥。

性交失语症是怎样引起的

该病是指性交后不能言语。引起的原因系因性交引起大脑功能障碍，造成吞咽神经麻痹。俗称"马上风""马下风"。

什么是性交恐惧症

是指男性在进行性行为时，不能担任主动的角色，却对性行为产生畏惧或忧虑，从而导致阴茎不能勃起，无法体会性高潮的乐趣。性交恐惧症患者的病因虽然比较复杂，但主要是心理方面的因素造成的。比如有些人在儿童性心理发育期间未受到正确教育，或者受到某种强烈的刺激，所以不能形成正常的性角色，成年之后就难以完成相应的性角色行为。

什么是鸡精症

这是中医诊断的病名，原指在性交时男性阴茎龟头一触及女性阴道，阴茎就会出现奇痒而不能进行性交，但平时不性交时不痒，同时伴有头昏、腰膝酸软、畏寒肢冷、性交时心烦急躁、四肢躁动等，可见苔薄、舌质淡、脉细弱。

射精障碍

什么是射精障碍

射精障碍是指在性交过程中，阴茎能够勃起变硬，但不能射精或不能在女性阴道内射精，因而达不到性欲高潮，勃起的阴茎在一段时间后，就慢慢疲软下来，是男性性功能障碍之一。

射精障碍分哪两类

射精障碍主要分原发性不能射精和继发性不能射精两种。原发性不能射精是指勃起的阴茎在阴道内从未完成过射精；继发性不能射精为过去在阴道内完成过射精而现在已丧失这种能力的患者。过去临床上对原发性不能射精较之继发性不能射精多见。射精障碍可分为早泄、不射精、逆行射精、射精疼痛、血精等。

引起射精障碍的原因是什么

射精障碍患者大多数是精神性的，通常在发育前开始就接受严厉的宗教、封建禁欲主义教育，对女方存在敌视，或特殊的社会心理学创伤及害怕造成女方怀孕等，造成精神上极重的负担。少部分男性不能射精是缺乏性知识。射精障碍的器质性原因,多数是生殖系统先天性异常、脊髓受损、腰交感神经节损伤或使用影响交感神经张力的药物(胍乙啶、吩噻嗪类)。

如何治疗不射精症

(1)保持乐观精神。患者要充分了解性行为的正常生理过程,每次性生活都应心情舒畅,没有焦虑,丢掉各种不必要的思想包袱,去除产生精神紧张的一切可能因素。

(2)改变性交方式。性生活最初阶段应采用非阴道内接触的非性器官和性器官的抚爱动作,使双方性兴奋提高到相当程度后,再性交。还应加强房事时丈夫的骨盆运动,加快阴茎摩擦动作的幅度和频率以及调节持续的时间。房事进程中,妻子仍继续刺激丈夫的"动情区",例如,唇、舌、乳头等,以促进性高潮到来而射精。

(3)辅助药物治疗。如精神过度紧张者可服些镇静剂,也可口服一些强壮兴奋剂,以增强阴茎勃起的功能,又可降低射精之阈值,有一定的辅助治疗作用。

强忍不射精为什么易导致性功能障碍

一般人在夫妻性生活中都希望得到射精时的快感,但有的人出于某种原因,在性生活将达到高潮时就强忍不射精,甚至在性高潮前用手捏住阴茎使精液不能射出。这种做法是有害无益的,其原因有以下几点:

(1)双方得不到性满足。射精是一个正常的生理过程,不仅可产生性快感,得到性满足,使男女双方性生活和谐,而且可使家庭生活美满,充满乐趣。强忍不射精将失去这种生活乐趣,使双方都得不到满足。

(2)容易发生性功能紊乱。性反应过程是一种自然过程,人为地加以干扰或控制会使性功能发生紊乱。强忍不射精是通过大脑克制的,这种克制可产生抑制作用,容易发生性功能障碍。有些人患有不射精症,就是因为强忍不射精引起的。

(3)造成多种性功能障碍或神经衰弱。有些人强忍不射精,怕丢失精液,认为精液是人体的精华。其实,精液不过是一种很普通的分泌物,即使不通过射精排出,也必然由遗精或随着排尿而流失。存在这种错误的想法往往是多种性功能障碍或神经衰弱的根源。

男科病患者提高自己性欲要从哪些方面做起

(1)参与运动可以提高性欲。与伴侣一起参加体育运动,体质增强了,性欲自然会提高。如果你已经进行了锻炼,那就再多运动些,浑身上下有使不完的劲,对性也就充满了自信。

(2)让性期望现实些。并不是每次性生活都完美无缺,只有40%～50%的性生活让双方满意。偶尔遭遇挫折时,应迅速摆脱它,你的伴侣可能根本没有压力,正在期盼下一次亲热呢。

(3)把注意力集中在整个身体上。男性不能把目光完全集中在女性生殖器官上,关注一下其他性感区域可以减轻压力,获得新的快感。

(4)与伴侣一起出去聚会。对性的期望要靠新奇来不断补充。当你和伴侣一起参加午餐聚会时,你就会有机会以崭新的目光注视你的伴侣。同样,她也会以相同的感觉与你对

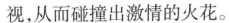

视,从而碰撞出激情的火花。

（5）寻求专家帮助。应当去正规医院就诊,让医师来排除影响性欲的原因。如果你正在服用可能会影响性欲的抗抑郁药,医师会给你替换成另外一种安全有效的药物。

性功能低下者滥用壮阳药会引起哪些不良影响

在各种媒体上,常可看到各种各样的壮阳药广告,其中有延长性爱时间的,有使人获得多次性高潮的,吹得神乎其神,让许多性能力低下的男性产生了跃跃欲试的想法。但是,壮阳药有不良反应,必须在医师的指导下使用。

药物对阳痿、早泄等症状具有一定的疗效,但凡是药物都具有不良反应,即便是中药也不例外。自行滥用壮阳药的人,常遭遇许多不良后果,不仅使自身症状不见好转,而且会产生不良反应。长期大量服用壮阳药,还可抑制下丘脑—垂体—睾丸轴的兴奋。有些壮阳药可使前列腺肥大,或使原本罹患的前列腺癌加重。而附子、鹿茸等温热壮阳药对因高血压、糖尿病、冠心病等引起的阳痿患者来说,甚至会引发意外事故。因此,壮阳药的使用必须在医师的指导下进行,而且要到正规医院就诊。

男科病的治疗与调养

性生活早泄

早泄是怎样定义的

　　早泄是射精障碍中最常见的疾病，发病率占成人男性的35％～50％。尽管对早泄的定义尚有争议，但通常以男性的射精潜伏期或女性在性交中到达性高潮的频度来评价。男性在性交时失去控制射精的能力，阴茎插入阴道之前或刚插入即射精即可定义为早泄；女性在性交中到达性高潮的频度少于50％时，也可定义为早泄。多数学者认为，男女双方中某一方对射精潜伏期过短而不能获得满意的性生活，或男性不能达到足够长的射精潜伏期而不能获得满意的性生活，均可定义为早泄。

早泄通常由哪些原因引起

　　造成早泄的原因很多，常见的原因有以下几种：
　　（1）焦虑和抑郁。焦虑和早泄同为交感神经所调节支配，因此这些负面情绪会影响性生活的和谐。婚前性行为、长时间未发生性行为、夫妻关系不融洽、生活和工作压力大等均可引起焦虑和抑郁,导致早泄。

(2)长期手淫。虽然手淫本身不会直接引起早泄,但由于手淫时多害怕别人发现和耻笑,心情紧张,力求快速射精,从而逐渐养成早泄的习惯。

(3)过度疲劳。体力劳动和脑力劳动后感到疲劳,精力不足时进行性生活,也容易发生早泄。

(4)缺乏性知识、性交技巧和经验等。有些人对性交时射出精液看得特别重,受"一滴精,十滴血"的错误影响,担心过性生活会损害身体。过分地担心反而造成早泄,而过度放纵使性功能紊乱,也可能导致早泄。

(5)身体素质的差异。早泄者的阴茎海绵体肌的反射比非早泄者快。可能由于血中睾酮含量高,使射精中枢兴奋性增高,阈值下降,射精中枢容易兴奋而过早射精。

(6)交感神经器质性损伤等疾病引起。如盆腔骨折、前列腺肿大、动脉硬化、糖尿病等,可直接影响控制性中枢,造成射精中枢的控制能力下降而发生过早射精。

(7)生殖器官的疾病。阴茎包皮系带过短,妨碍充分勃起;精阜炎症处于慢性充血水肿,稍有性刺激,即有性兴奋便很快射精。

早泄分哪几种类型

早泄一般分以下几种类型:

(1)习惯性早泄。指成年以后性交一贯早泄者,这种人的性生理功能正常,阴茎勃起有力。症状有性欲旺盛,阴茎勃起有力,交媾迫不及待,大多见于青壮年人。

（2）老年性早泄。是由性功能减退引起。中年以后或老年人逐渐发生的射精时间提前，常伴有性欲减退与阴茎勃起无力。

（3）偶然发生。偶然性早泄大多是在身心疲惫，情绪波动时发生。原本无早泄史，由于某种精神或躯体的应激情况之后急性发生的早泄，常伴勃起乏力。

早泄患者常有哪些认识误区

在日常生活中，很多人对早泄存在错误的认识，造成了不必要的心理负担，应该及早纠正。对早泄的错误认识主要有以下几种：

（1）新婚初次早泄会影响日后性生活。许多人错误地认为第一次性生活早泄，以后的性生活便常会早泄。新婚阶段，夫妻之间配合不够，初次性生活时往往紧张，这些因素会干扰性功能发挥，引起早泄属于正常现象。随着婚后性生活的不断调整，这种现象自然会消失。

（2）在女性达到性高潮前射精就认为是早泄。男女性功能的发挥，有"男快女慢"的特点，男子勃起迅速，很快进入性高潮而射精；女子性兴奋出现缓慢，到达性高潮时间较长，这是男女与生俱来的差别。因此，男子射精而女方尚未达到性高潮，并非早泄。

（3）早泄会导致阳痿。早泄和阳痿的发生机制是不同的。早泄的原因大多为精神性的，如紧张、忧虑、心烦意乱等，如果能及时调整情绪，恢复好心情，早泄现象自然会消失。而阳痿是指男子虽有性欲，但阴茎不能勃起，或勃起而不坚，妨碍正常性交。因此，早泄和阳痿在性质上就有所不同，也就是说，早泄不一定会导致阳痿。

新婚早泄的原因是什么

早泄是青年男女新婚后性生活经常发生的问题。常见原因有以下几种：

（1）缺乏性知识。新婚之夜，由于男女双方对性知识和性器官缺乏了解，精神过度紧张，交感神经高度兴奋，性兴奋来得较快，这是造成新婚早泄的最常见原因。

（2）婚后房事过度。一些青年婚后房事过于频繁，身体处于疲劳状态，就会造成身体虚弱。中医学认为"房劳伤肾"，肾精亏损引起肾气不足、精关不固，从而造成早泄。

（3）泌尿生殖系统炎症。由于婚后性交次数过频，身体疲劳，抵抗力减弱，或不注意性生活卫生引起生殖器官和泌尿道炎症。炎症的刺激也是引起婚后早泄的原因之一。

（4）新婚之后受到惊吓。中医学认为"惊则气乱""恐则气下""惊恐伤肾"，由于婚后居住环境不佳，或当地有"闹洞房""听新房"的习俗，男性在性生活时受到惊吓，也是造成早泄的原因。

怎样预防早泄的发生

以下几种方法可以有效地减少早泄的发生：

（1）加强夫妻思想和感情的交流，消除隔阂与误会。妻子对丈夫早泄予以谅解并积极配合治疗，将有助于克服丈夫产生的不良心理。

（2）丈夫在性生活前的充分爱抚、吮吸、亲吻，使女方先进入兴奋期，则较容易满足女方的性要求。

（3）改变性生活时间。人们一般将性生活安排在晚上，但可以考虑将性生活改在清晨睡醒时，这时双方身体疲劳已解除，精力旺盛，可以提高性生活的质量。

（4）尝试戴双层避孕套（安全套），可降低阴茎的敏感性，延长射精时间。

（5）降低阴茎抽动的幅度和速度，减少对阴茎的性刺激，同时女方主动迎合动作，尽快达到性高潮，以求双方满意。

（6）男方分散对性生活的注意力，比如目光离开女方，将注意力从女方的生殖器或自己的阴茎上离开，适当思考其他问题，甚至在心里数数字，都有助于延缓射精。

（7）性生活可采取女上位一段时间，以缓解丈夫的紧张度，并增加阴茎对阴道刺激的适应性。

防止早泄的发生夫妻要从哪些方面做起

性生活发生早泄时，夫妻间要认真对待，不要互相猜疑，也不要漠不关心。要相互配合，共同解决早泄问题。

（1）男性在性生活中，偶尔会出现精神高度集中，性兴奋来得过快，发生早泄，大可不必紧张或不知所措。要消除紧张恐惧心理，保持精神愉快，学习性知识，掌握性常识和性技巧。

（2）男子发生早泄，妻子要更加关心体贴。很多早泄是心理上的问题，男性会出现恐惧、紧张和负疚感，此时非常需要妻子关心和体贴。如果是夫妻性生活配合不协调，则应通过实践积累经验,延长性生活准备时间。

（3）由于长期手淫或婚后性生活过度引起早泄,则应适当节欲。过性生活时,男性戴避孕套,既可以避孕,也是一种避免早泄的方法。因为避孕套可降低男性性兴奋的敏感性,延长射精时间。

（4）男性在疲劳时过性生活,易发生早泄。因此,不要在过度疲劳时过性生活,避免性刺激,注意多休息,适当加强营养,保证睡眠。待身体状况好转,早泄自然消失。

（5）性生活不洁、过频可引起泌尿生殖系统炎症,应积极预防和治疗。对阴茎包皮过长、阴茎包皮系带过短者,要进行手术矫正。

（6）内衣裤不要过紧,保持干净,经常洗晒,也是预防和治疗早泄的有效方法。

（7）改善居住环境,消除环境因素给夫妻性生活带来的不良影响,可间接预防早泄。

（8）对严重早泄患者,可用中药补肾摄精方药或针灸、按摩等综合方法治疗。

怎样用冥想法延长做爱时间

如果是心理原因造成早泄,就需要加强心理素质的锻炼。不妨尝试以下两种方法:

（1）采用仰卧式,两腿伸直,两足相距1米左右。两手放在两胯旁,自然放松,两目内视,意守下丹田,闭口,舌抵上腭。先意守下丹田2分钟,然后开始吸气,吸气时收腹提肛,使阴茎、睾丸、肛门收缩,同时小腹内收。此时意想气由龟头

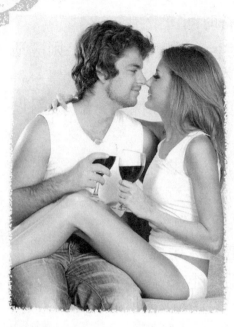

经阴茎向会阴吸，由会阴经尾骨沿脊柱向上，经大椎至百会，然后呼气，同时以意引气经口，连同口中津液下咽至下丹田。此外每次吸气时，手指、脚趾用力抓紧；当气送至上丹田后，手足放松，做3~9次。

（2）小便时，深吸一口气纳入丹田，而后闭息，意想此气由丹田至会阴，沿督脉、上百会，即守住百会穴，复想此穴有一绿色的"水"字，再开始小便。待小便解完，将气徐徐呼出，同时意想百会处"水"字随气下行于丹田。

如何用"捏挤法"防止早泄的发生

著名男科专家吴阶平教授在其编译的《性医学》中，对阴茎"捏挤法"作了重点介绍，称此法防治早泄的成功率可达95％以上。此法由女方具体操作，分3个阶段进行：

（1）在无性生活情况下进行。男方取仰卧姿势，女方坐于一侧。女方把拇指放在阴茎龟头系带部位，示指和中指放在阴茎另一侧，正好分别位于冠状沟的上下方，捏挤压迫4秒，然后突然放松。不管男方是否有射精感觉，每几分钟捏挤一次。捏挤的轻重与阴茎勃起程度成正比，即充分勃起时，用力捏挤；无勃起时，用中等力量捏挤。这一阶段需要4~5天。

（2）在性生活中进行。取男下女上式，阴茎插入阴道前，女方用手捏挤阴茎 3～6 次，具体时间、力度同上。阴茎插入阴道短暂停留后，即拔出，女方再次捏挤，再插入阴道。男方感觉快要射精时，提示女方拔出阴茎并捏挤。直至阴茎在阴道内可停留 4～5 分钟时，即可加快在阴道内的摩擦速度，让其射精。此阶段约需 2 周时间。

（3）阴茎根部捏挤术。在性生活中进行，取男上女下式。阴茎插入阴道后，女方一面间断地捏挤阴茎根部，一面主动进行摩擦，直到阴茎可在阴道内停留 10～15 分钟才射精为止。该阶段需 3～6 个月，疗效才能持久。

另外，平时妻子多抚摸丈夫的性器官及大腿内侧，或经常给丈夫做腰部保健按摩、揉脐下，均有利于防止丈夫早泄。

早泄患者重复过性生活有什么害处

怎样算重复过性生活

重复过性生活是指在较短时间内过 2 次以上性生活。有些男性由于第一次性生活时精神高度集中，性兴奋过早，导致射精过快，双方都没有达到性高潮，而要求再次过性生活，认为第二次性生活时射精时间相对延长。有的男性甚至干脆把第一次性生活作为形式，只求在第二次性生活中获得性满足。

短时间内重复做爱的后果是什么

男科疾病专家指出，采取重复过性生活是一种不科学的做法。重复过性生活，会大大加重性系统的负担。这样下去，往往很快出现不应期过度延长（超过 24 小时），这是阳痿的

男科病的治疗与调养

早期表现。如果没有得到及时、正确的指导与治疗,很容易出现阳痿。所以,这种办法只能作为权宜之计,不宜经常使用。如果入睡前过性生活容易射精,而在下半夜睡醒之后进行性生活时可以延长射精时间,那么可以把性生活时间改在下半夜睡醒之后进行。但是,如果长期采取重复性生活的方式,会使射精过于频繁,反而会加重早泄。

达到夫妻间性和谐可采取什么办法

为了推迟射精时间,可以采取变换体位和运动方式的方法,即夫妻应根据各自喜欢的合适体位,选择女性更易受刺激而男性不易受刺激的体位。这些方法远比重复过性生活更有效。

非器质性早泄患者如何过性生活

什么是非器质性早泄

不是由生殖炎症疾病、泌尿系统感染、包皮过长等引起的器质性早泄,即属于非器质性早泄。

引起非器质性早泄有哪些原因

非器质性早泄种类有很多,主要由精神紧张、缺乏性生活技巧、经验不足等原因所导致。

怎样防止非器质性早泄发生

患者若能注意以下细节,调整心态和性爱节奏,非器质性早泄就能不治而愈。

（1）"轻装上阵"。50％以上的早泄患者和其心理状态有关，他们大多性格内向、悲观，焦虑情绪会引起早泄。久而久之，中枢神经系统会形成条件反射，每当性生活时即发生早泄。这些患者要在医师指导下，分析发病原因，放下心理包袱。妻子的理解、配合及耐心尤其重要，有时一个不耐烦的眼神会使丈夫的表现更糟。

（2）酝酿充分。性爱前做到充分爱抚、亲吻，能使女方先进入兴奋状态，较易获得满足，这样也能在一定程度上弥补男性射精过快的遗憾。

（3）改变性爱时间与做爱方式。早泄患者应适当改变性爱时间。比如，在每天早晨睡醒后或午休后，身体已经从疲劳状态中恢复过来，精力旺盛，更易于男性控制自己。同时，这类男性还应改变性生活的体位，如采取女上位或侧位，降低男性的性兴奋度，有助于延缓射精发生。

（4）戴避孕套。这样能降低男方性兴奋时龟头的敏感性，延长性交时间。发生早泄次数较多时，最好暂停性生活，保证有规律的生活节奏和充足的睡眠，戒烟、戒酒。

（5）夫妻配合。预防和治疗早泄，与夫妻间互相理解、配合密切有关。因为夫妻性生活是深层感情交流的过程，只要双方都获得充分的愉悦，性生活时间的长短并不重要。

遗精与频繁的性生活有什么关系

婚后如果夫妻生活正常，但是依然发生遗精现象，并伴有疲乏无力、头晕目眩、精神委靡、腰腿酸痛等症状，就不是

男科病的治疗与调养

正常现象了。在性生活正常的情况下，发生遗精的原因大概有以下几种情况：

（1）生殖系统的炎症，这是最常见的原因之一。

（2）房事过于频繁，导致身体极度疲劳，造成中医理论中所说的"精关不固"的情况，这是原因之二。

（3）男性过度沉溺与性生活中。结婚后，有些男性总是沉溺在夫妻的性生活中，使大脑皮质产生一个持续的兴奋灶，这是导致婚后遗精的又一个原因。

婚后的男青年如果能正确地对待性生活，适当节制自己的性欲望，把主要精力集中在工作和学习上，一般遗精会自然痊愈。

夫妻同治为什么有助于早泄的恢复

多数人认为，男人患了早泄是男人自己的事。其实 10% 的早泄患者的病因是由于女人所导致的。最近有学者提出，早泄不能只针对男性来规定一个时间。有的女性性高潮潜伏期过长，却往往抱怨男性"早泄"，而事实上则可能是女性没有能力较快达到性高潮。婚后经过多年性生活的女性之所以比新婚时更容易达到高潮，就是女性发挥性潜力、缩短性高潮潜伏期所致。男性的平均射精潜伏期与女性平均性高潮潜伏期基本相等，只是因为搭配出问题，才出现了有的男性先于女性出现高潮而"早泄"。因此，女性对性能力也应承担起应有的责任，从而减轻男性心理上的包袱，真正解决男性存在的早泄问题。

此外，女子大约 45 岁以后进入更年期，很多人便开始讨厌性生活,这对做丈夫的又是一大打击,许多男性因为受妻子情绪影响,慢慢变得"不行"。因此,男科专家建议,夫妻一同治疗男性早泄更有益于早泄康复。

治疗早泄可用哪3种疗法

出现早泄的时候,首先要有信心,不管是心理性早泄还是器质性早泄,都有治愈的希望,关键要对疾病有正确的认识,并坚持治疗。治疗可参考以下3种方法:

（1）药物疗法。中药对早泄的治疗效果不错,但要求患者坚持服药一段时间方可。有些西药会引起嗜睡反应,故对伴有失眠、焦虑、紧张等症状的患者疗效较好。不过,药物的服用必须在医师的指导下进行,乱用药物反而可能加重早泄。

（2）行为疗法。需要妻子的配合。具体方法是妻子用手抚摸丈夫阴茎龟头及阴茎干,使之勃起,到临近射精时,停止抚摸,待兴奋高涨的射精感消退后,再进行刺激。如此反复进行,使阴茎能够耐受大量刺激而不射精。这种方法也可由患者自己以手淫的方式来进行训练。

另外一种是"挤捏技巧"。在性兴奋高潮期间,会出现阴囊收缩、睾丸升高的情况,故在高度性兴奋即将射精前,向下牵拉阴囊可降低其兴奋度,并推迟射精时间。这种下拉挤捏的技巧,又叫耐受性训练,由女方进行,夫妻配合,其目的也是延长男子射精的时间。

（3）物理疗法。腰骶部超短波透热疗法、温水浴、矿泉浴等也可起到辅助治疗的作用。若是器质性疾病引起的早泄,在基础疾病治愈的同时,一般早泄也会好转。

怎样用心理疗法来治疗早泄

（1）自信。应坚信自己的性功能健康正常，偶尔发生早泄如同得了伤风、感冒一样，很快就会痊愈，不必耿耿于怀。不仅自己要自信，妻子更要帮助丈夫建立自信。

（2）放松。性交是夫妻之间感情交流与满足的一种方式。在性生活中，不要将注意力集中在能否产生早泄的念头上，要轻松体会妻子的温情。

（3）暗示。与妻子做爱时，可以暗示自己：我一定能控制自己射精的时间，一定不会过早地排出精液。强化这个意念，默默地自我暗示，会收到良好的效果。

（4）镇静。男方在性生活的唤起阶段要努力使自己情绪稳定，不过度兴奋。如果过于兴奋，可采用转移注意力的方法，如背诵诗歌、默诵数字等。

（5）交流。性生活是夫妻两人之间的事情，如果丈夫出现早泄，妻子就是最好的医师。丈夫要及时向妻子倾诉自己的处境和感受，共同探讨解决问题的方法。

（6）谅解。女方要以同情和关心的态度去安慰丈夫，不要责备、挖苦和奚落，否则会使情况更严重。

（7）配合。女方应耐心主动地配合男方，热情温柔的肉体接触、宽容鼓励的态度以及必要的爱抚等，都有助于男方正常发挥性功能。

（8）环境。选择最佳的时间和环境，如假日清晨醒后，或下半夜无任何环境干扰时，这些环境条件能使男方更加放松。

男性不育症

男性怎样才算是患了不育症

男性不育症是指由于丈夫存在疾病，夫妇婚后同居一定年限，未采用任何避孕措施而妻子仍未能生育。世界卫生组织将不育症年限规定为一年，而国内专家大多主张以两年为限。

男性不育症分哪几种类型

男性不育症有很多种类型，按以下方法可分为：按不育症史可分为原发性和继发性不育；按不育症的治疗效果可分为绝对不育和相对不育；按病因性质可分为性不育和病理性不育；按病因可分为干扰不同的生育环节不育和精液异常不育。其中包括品质性不育和功能性不育；先天性不育和后天性不育。

什么是原发性不育和继发性不育

原发性不育是指一个男子从未使一个女子受孕过。继发性不育则是指一个男子曾经使一个女子怀孕，而近一年虽有不避孕性生活史却一直未受孕。一般来说，男性继发性不育恢复生育能力的可能性较大。因此，区分原发性不育与继发性不育是有临床实际意义的。

什么是绝对性不育和相对性不育

绝对性不育和相对性不育顾名思义，即无治疗成功希望的不育症称为绝对性不育；相对性不育是指夫妇一方或双方，因某种或某几种因素阻碍受孕或使生育能力下降，导致暂时性不孕，如该因素得到纠正，仍有受孕的可能。

男性不育通常由哪些因素造成

男性不育主要有以下因素造成：性功能异常；生精功能障碍；输精管异常；环境因素；基因突变；药物因素等。

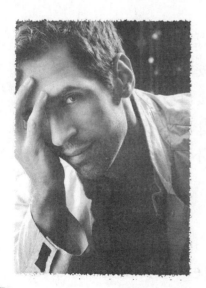

为什么性功能异常会造成不育

性功能异常主要有勃起功能障碍、早泄、性欲减退、不射精、逆行射精，以上是导致不育的重要原因。不射精或逆行射精，是指虽能性交却没有足够的精液进入阴道，无法实现精卵相遇，并结合成受精卵。此外，生殖器官发育异常也会造成阴茎插入阴道困难，精液不能正常射入阴道内，从而导致不育，常见的有阴茎缺损、小阴茎、大阴茎、尿道严重下裂等。

生精功能障碍是怎样造成不育的

睾丸是产生精子和合成雄性激素的重要器官，一旦睾丸出现问题，必然会影响精子的合成而导致不育，如先天性睾丸发育不全、隐睾症、睾丸萎缩、睾丸炎、睾丸结核、精索静脉曲张、性病等，均可阻碍睾丸产生精子，从而造成精液异常引起不育。

输精管道异常是怎样造成不育的

男性生殖器官一旦受感染后，绝大多数患者会出现急性睾丸炎、附睾炎、前列腺炎、尿道炎及生殖器官结构异常等症状，严重者可造成附睾、输精管道狭窄，甚至梗阻，致使精子不能顺利通过并射出体外而无法着床。

哪些环境可造成不育

某些维生素及微量元素的缺乏会使精子发育营养不良，吸烟、酗酒、精神紧张也会造成精子发育不全或活力不强。近年来，化学试剂、食品添加剂、农药的广泛使用，环境中放射线的辐射、长期处于过热环境，以及内衣过紧等因素，都可对生殖功能产生不利影响。

基因突变为什么会造成不育

这类患者的病因往往是基因突变和染色体畸变。有研究发现，Y染色体上基因突变可能是某些男子精子产生不良并

男科病的治疗与调养

导致不育的原因之一。这一研究正在进行中,尚未形成定论。

哪些药物可能造成男性不育

经常服用一些药物可能暂时或永久导致精子生成障碍。常见的有西咪替丁、柳氮磺吡啶、螺内酯(安体舒通)、呋喃妥因(呋喃坦啶)、尼立达唑、秋水仙碱和各种激素类药物。此外,癌症化疗药物也会影响到男性生殖发育。

为什么性生活随意容易导致不孕不育

男科医院门诊的统计数据显示,因性生活无度和混乱造成的不孕不育现象很多。这是不洁性行为引发炎症而引起的系列连锁反应之一。尿道炎和前列腺炎是最常见的男性生殖系统炎症,而炎症如果比较严重或是急性发作,可能会导致输精管被堵塞,从而影响精子的活动力。精液中的绝大多数成分是前列腺液,精液刚射出来时是液体状态,随后变成凝胶状,过一段时间又再次变成液体,这时精子才能从凝胶里跑出来,进入女性卵细胞,精卵结合后受孕。炎症会引起液化时间的改变,使精子被困在凝胶里,无法释放出来,直接影响精子的活动力。

为什么不科学的性生活容易导致不育

婚后不育的夫妇,除了要去医院做全身和泌尿生殖系统检查及内分泌检查外,还应该在性生活上查找原因。医学专家认为,由不科学的性生活方式导致不孕有以下几方面:

(1)射精无能。即无射精能力,也无性高潮。射精无能与不射精的区别在于,前者无射精的能力,后者有能力射精却因主观意识使精液不能射出体外或因疾病因素使精液无法射出体外。

（2）非排卵期过性生活。女子排卵期基本是在下次月经来潮前的 2 周左右，在排卵期前后 2~3 天过性生活，可能受孕。在非排卵期过性生活怀孕几率低。

（3）阴道痉挛。由于阴道痉挛，致使性生活不能顺利进行，从而导致继发性不孕。

（4）性生活过频。性生活过频可导致精子数量减少，活力降低，甚至射出不成熟的精子，难以怀孕。规律的性生活保证精子的数量和质量，才可能怀孕。

（5）性生活过少。性生活过少，精子、卵子相遇机会也少，就不容易受孕。性生活间隔时间过长，还会造成精子质量不高，不利于怀孕。

（6）逆行射精。正常情况下，精子应该射出体外。如果男性的解剖结构或生理功能发生问题，射精时，输精管的收缩节律出现紊乱，或者膀胱括约肌没有同时收缩，精液便不能由尿道排出，而逆行进入膀胱，就是逆行射精。引起逆行射精的原因，除功能性因素外，还有器质性原因，如尿道狭窄、精阜肥大、2 型糖尿病所致膀胱颈功能紊乱和手术损伤该括约肌等。

（7）动作错误。例如，阴茎没有插入阴道、性生活体位不利于精液到达宫颈口等。

男性不育患者应克服哪些不良习惯

在我国，约有 10% 的夫妇有不育不孕症，男性不育的比

男科病的治疗与调养

率也呈上升趋势。

随着现代生活节奏的加快，很多中年男性上有老、下有小，生活压力越来越大，不但没有进行体育锻炼的时间，而且出现身体不适时一般选择硬撑而不是去医院。门诊数据显示，男性看病的频率要比女性低28%，20%的男性从来不参加任何形式的体育锻炼，90%的男性表明自己没有健康体检的意识和习惯，80%的重病男性患者承认自己是因为长期不去医院就诊，以致小病养成大病，错过早期最佳治疗时期。

已婚男子在没有采取避孕措施、有正常性生活的情况下，如果一两年妻子还没有怀孕，就有可能是不育不孕。如果妻子做妇科检查没有发现问题，极有可能是丈夫患有不育症。这时夫妻应当去正规医院，做详细的男科检查，不可有麻痹心理，一味拖延只会加重病情，甚至导致终生不育。

怎样理解精液常规检查报告单

精液常规检查是男性不育症的最基本和最重要的检查手段。精液常规检查各项目的正常值为：颜色为灰白色或淡黄，气味为粟花味，液化时间为60分钟内液化，黏稠度正常，精液总量为2～6毫升，pH值为7.2～8.0，精子密度 $\geq 20 \times 10^6$/毫升，精子活动力为A级精子 $\geq 25\%$ 或 A+B $\geq 50\%$，精子存活率 $> 75\%$，精子正常形态应 $\geq 30\%$，白细胞少于 1×10^6/毫升。了解以上各项目的正常值，再将检查结果与之对照，就可以了解检查结果是否正常。

治疗男性不育症可采取哪些方法

（1）促进睾丸的生精功能。药物治疗可服用绒毛膜促性腺激素或枸橼酸氯米芬（克罗米芬）等，手术治疗可采用精索静脉高位结扎术或睾丸下降固定术，以促进睾丸的生精功能。

（2）提高精子的功能。如针对生殖道炎症积极给予抗生素治疗，以提高精子的功能，从而治疗不育。

（3）保持输精管通畅。积极治疗性功能障碍，保持正常的性生活，必要时可采用手术治疗。

（4）利用人工授精。人工授精是用非性交方法，将精子置于女性生殖道内，使精子和卵子自然结合、受精，以达到女方妊娠的目的，按授精所用精液来源不同可分为丈夫精子人工授精和供精者精子人工授精两大类，对于男性患有少精子症、弱精子症和无精子症能起到一定的辅助治疗。

如何用中药治疗男性不育症

男性不育症病因复杂，治疗效果不易巩固，宜长期不间断服药。而中成药具有服用方便、作用持久、易被患者所接受等特点，很适合治疗以下几种男性不育症。

（1）肾精亏损（少精症）。若精液检测结果显示：精液量少于 2 毫升，精子数少于 6000 万 / 毫升，或正常精子形态低于 60%，精子成活率低于 60%，对生育能力都有直接影响，其病因多由于先天不足或房劳过度、有手淫史，致使肾气不足和气血亏虚，阴阳失调，适宜填精益髓，阴阳相济。此类患者大多无明显的自觉症状,有的可见腰膝酸软,神疲乏力,性欲淡漠,夜尿频,舌质淡红苔白,脉沉无力。治宜温肾填精、兼以益阴。服用金匮肾气丸早晚各1丸,每晚加服六味地黄丸1丸。服药10天后复诊,检验精液1次。1个月为1个疗程。金匮肾气丸与六味地黄丸是补肾阴、肾阳的首选药,使肾气旺盛,真阴充足,阴平阳秘,始能成孕。

（2）湿热下注(精液不液化)。本症是指精液排出体外1小时不液化,精子死精率高,活动力低,精液中多含大量白细胞。此类患者多有酗酒史,或过食辛辣,房劳过度,蕴湿成热,耗伤肾阴,灼伤津液,下注扰于精室,致精液黏稠不液化。症见头晕耳鸣,小便黄赤,舌质红苔黄腻,脉濡数。可用知柏地黄丸合胆草泻肝丸,清利湿热,滋肾之真阴。而后用前药填肾之精髓,方可奏效。

治疗中,戒酒节欲尤为关键,精液正常后应坚持服药,因为停药后易反复,必须在妻子受孕后方可停药。

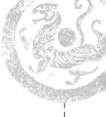

男性性病

什么是性病

性传播疾病是由性交及类似性行为传播的一种传染病。

男性性病有哪些

传统所称的性病，即经典性病，包括淋病、梅毒、软下疳和性病肉芽肿 4 种病。20 世纪70 年代，世界卫生组织规定，凡是通过性接触而传播的疾病统称为性传播疾病，代替了以往的性病一词，因而性病的种类扩大到了 20 余种。除了上述经典性病外，还包括腹股沟肉芽肿、生殖器疱疹、尖锐湿疣、传染性软疣、滴虫病、生殖器念珠菌病、疥疮、阴虱、非淋菌性尿道炎及艾滋病等。

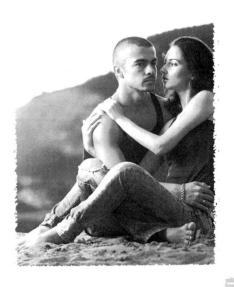

哪些疾病易被误诊为性病

一些男性感觉自己的的生殖器官不适，就以为患上性病而恐慌不已。其实一些人仅凭生殖器官不适，并不能确定为患了性病。以下几种情况就极容易与性病相混淆：例如包皮龟头炎、阴茎过敏性疾病、做爱前期病变和恶性肿瘤、生殖器部位良性肿瘤、昆虫叮咬及他一些疾病等。

怎样区别包皮龟头炎和性病

包皮龟头炎是由于男性包皮过长而发生。如清洗不及时，龟头表面会生出小红疹，这种情况极易被误诊为性病。如果妻子患有阴道炎时，包皮龟头炎更容易发生，甚至龟头表面会发生糜烂，由此更容易被误诊为性病。

怎样区分阴茎过敏症和性病

一部分人因服用药物过敏后，龟头包皮处会发生药疹；此外药物或食物过敏还能引起包皮严重水肿，这些都容易与性病混淆。

怎样区分癌前期病变恶性肿瘤和性病

一旦生殖器部位发生白斑、肥厚红斑、角化粗糙、脱屑，都可能是癌变前期的表现。此外，阴茎部位发生菜花样皮肤增殖和顽固性溃疡者，都可能是恶性肿瘤造成，因此应及早就医。

怎样区分生殖器部位良性肿瘤和性病

生殖器部位常见一些发展缓慢、持久存在的疹子或小结节,颜色有黑、黄、红或皮肤色。其病灶可能是珍珠状阴茎丘疹病、脂肪瘤等,与性病是两种性质。

怎样区别昆虫叮咬和性病

一旦龟头和阴茎被蚊虫叮咬,很快会引起生殖器部位红肿和水疱,这和性病毫无关系。

怎样区别一些疾病和性病

有一些原因复杂或者病因不明的疾病,也可导致生殖器官或全身性皮肤损害,如扁平苔藓、湿疹、脂溢性皮炎、神经性皮炎、银屑病、天疱疮等,因此要把它们和性病加以甄别。

性病能造成哪些危害

性传播疾病危害无穷,是一种社会性疾病。一个人如果患了性病,不仅引起身体上的损害和精神上的痛苦,而且还可能会给伴侣、子女、家庭带来危害。

(1)危害个人。性病患者不仅有身体上的病痛,引发性功能障碍,而且由于人们对性病的歧视,可能会对患者造成巨大的精神压力。因此,性病患者常常感到十分痛苦。有些性病若不及时治疗,病变还会蔓延到内生殖器官。

(2)殃及家庭。由于性病的传播特点,家中如有一人患性病,全家人都处于可能被感染的危险之中。不仅伴侣可受到性传播,患者的分泌物及被分泌物污染的物品,也可能使家庭成员受感染而患病,使性病在家中传播。

(3)损害后代。性病患者可通过直接或间接传染方式,把病原体传给婴幼儿，使婴幼儿患性病，严重损害其心身健康。

（4）不利于社会稳定。性病迅速蔓延传播，将破坏国家经济建设。目前，在一些国家，由于性病、艾滋病流行，不仅使整个社会付出了重大的经济代价，而且还严重扰乱社会秩序。同时，由于性病引起家庭冲突，又增添了新的社会不稳定因素。

什么是淋病

淋病是目前我国常见的性传播疾病之一。淋病是由淋菌引起的以泌尿生殖系统化脓性感染为主要表现的性传播疾病，其实就是一种特殊类型的尿道炎，它只不过是由淋病双球菌引起的。这种细菌寄生于细胞内，很容易侵犯尿道。男性由于尿道长，患淋病的概率较女性明显增多，且症状严重。此病多见于 20 ~ 40 岁中青年男性。

淋病的传播途径是什么

淋病的主要传播途径是性传染，只要避免不安全的性交，一般不会患上淋病。但在洗浴中心也应注意，消毒不严格的衣物也可能是传播淋病的一种途径，因此在大众场所洗浴，最好穿一次性衣物。

淋病的症状怎样

淋病的主要症状是尿道外口流脓性分泌物，这种脓性分泌物为黄色，不自主地从尿道外口流出，内裤上常有明显的黄色痕渍;伴有尿痛,偶有发热;严重者可引起大腿内侧腹股沟内淋巴结肿大。

淋病的危害是什么

淋病的潜伏期一般为 1 ~ 14 天,最常见为 2 ~ 5 天。淋病对男性常有以下影响:

(1)淋病是由淋病双球菌引起的尿道炎,男性患病后,易导致尿道狭窄。这种尿道狭窄是全尿道狭窄,包括从膀胱内尿道起始处到尿道外口。如果发生狭窄,很难治疗,患者排尿十分困难,最终将引起肾脏损害。

(2)淋病可引起前列腺炎、眼结膜炎,给患者造成痛苦。

(3)淋病通过性交、直接接触可传播给第三人,使他人受害。

如何防治淋病

淋病是目前性病中最容易治愈的疾病。许多广告、小报宣传的一针治愈性病是不科学的,是商业欺诈,但一针治愈淋病有可能达到。目前的第三代头孢类抗生素,如大观霉素(淋必治)等,的确可以做到一针见效。在一般情况下治疗淋病,只要正确使用抗生素,1 ~ 2 天即可见效,1 周即可治愈。其间一定不能饮酒,因为乙醇(酒精)会使人体免疫力下降,常使刚治愈的淋病很快复发。

什么是非淋菌性尿道炎

非淋菌性尿道炎是一种通过性接触而传染的性传播疾

病，但在尿道分泌物中找不到淋球菌，其主要病原体为沙眼衣原体和解脲支原体，此外还发现其他一些微生物，如阴道毛滴虫、白假丝酵母菌、疱疹病毒、包皮杆菌、兰氏鞭毛虫、鹦鹉衣原体等也与本病有关。

非淋菌性尿道炎的传播途径是什么

非淋菌性尿道炎 95% 以上由不洁性交传播，其他途径如接触患者及患者病变部位，接触被污染的患者衣物与被褥用品等也有被传播的可能。

患非淋菌性尿道炎会出现哪些症状

被感染者，一般于性交后 2~3 周发病，潜伏期为 1~5 周。典型症状为尿道口有分泌物，其他症状还有尿道外口红肿、尿频、尿急、尿痛、血尿、阴囊水肿、腹股沟淋巴结肿大等。

怎样治疗非淋菌性尿道炎

许多患者因为检查出支原体阳性或者弱阳性，于是服大剂量的抗生素，这是十分不可取的。因为支原体有多种类型，大多数可以寄居于泌尿生殖道内，其中有的是正常的寄生微生物。也就是说，在健康人尿道中也有支原体。普通的支原体检测不能判断这种支原体是正常寄生于尿道的支原体，还是致病支原体，因此一般须结合患者的症状才能作出诊断。

怎样预防非淋菌性尿道炎

避免不安全的性交是预防非淋菌性尿道炎的最佳方法。由于病原体衣原体、支原体在体外存活时间很短，通过其他方式传播的可能性不大。另外,无论男性还是女性患上外生殖器疾病都要及时治疗,因为此时更容易被其他微生物感染。一旦患上非淋菌性尿道炎,应及时治疗。经过抗生素治疗,此病一般都会痊愈。在治疗期间应避免性生活,防止将性病传播给他人。应禁酒,勤换内裤,勤晒被褥,注意室内通风。

什么是梅毒

梅毒是一种性传播疾病,是目前最常见的性病之一。它是由一种被称为苍白螺旋体的病原微生物感染引起的慢性全身性疾病。

梅毒的传播途径是什么

梅毒的病原体是一种螺旋体,它可存在于梅毒患者皮肤黏膜硬下疳、皮疹、体液中。当梅毒患者与健康人性交时,螺旋体就会随分泌物进入健康人体有破损的皮肤黏膜(即使是很细微的肉眼看不见的损伤),而使接触者受到感染。极少数可通过输血或接触污染了梅毒螺旋体的物品被传染。母亲患梅毒易传播给胎儿。

梅毒的传播特点是什么

梅毒的传播特点是,会随着病期的延长而减小。一期、二期的梅毒患者都具有传染性,她们的皮肤黏膜损害处有大量的梅毒螺旋体存在;潜伏早期的梅毒患者也有传染性。一旦病程超过 2 年以上后,梅毒的传染性会逐渐减弱,即使与未经过治疗的病程在 2 年以上的梅毒妇女有性接触,一般也不会被传染。病程越长，传染性越小，病程如果超过 8 年以上者，其传染性已非常小了。

梅毒的潜伏期是多少

梅毒的潜伏期为 2～4 周，也就是说梅毒螺旋体进入人体后，在生殖器部位繁殖，经过 2～4 周的时间后，才会出现无明显自觉症状的结节或溃疡。如果这些结节或溃疡未经治疗就在 2～6 周内自行消退，这并不是好转或自愈的现象，而是梅毒螺旋体开始进入血液中，将进一步侵犯全身。如果此时再不治疗，经 8～10 周则可发展为二期梅毒，乃至三期梅毒。

梅毒的各期症状是怎样的

早期梅毒除可造成生殖器的水肿和溃疡外，一般没有严重后果，但不经治疗发展到二期梅毒，则可引起暂时性的脱发、梅毒性骨膜炎和关节炎。如果病变发生在喉部及鼻腔则可引起声音嘶哑，甚至导致完全失音。当病情发展到晚期，病灶可出现在全身各处，会出现梅毒性心脏病、梅毒性脑病，引起骨膜炎、骨炎、巨舌，全身皮肤可出现水肿、皮下结节等症状。但由于抗生素的发展及普遍应用，目前二、三期梅毒在我国已很少见。

如何预防梅毒

梅毒螺旋体在体外不易生存，煮沸、干燥、肥皂水及消毒剂很容易将其杀灭。病毒在潮湿的毛巾上可存活数小时，存活最适宜的温度为 37℃，在 41℃时可存活 2 小时，100℃时立即死亡。因此，勤洗澡、勤换衣物、勤消毒是预防梅毒的有效途径。

怎样治疗梅毒

一旦患上梅毒,应及时治疗。随着现代医学的发展,新型抗生素的不断发现,治疗梅毒已不是难题,只要及时发现,积极治疗,完全可以治愈。目前用于治疗梅毒的药物首选青霉素,一般 10～15 天即可治愈。对于青霉素过敏者,可选用四环素、阿奇霉素等药物治疗。为了确保梅毒得到根治,患者(特别是早期患者)应到医院定期复查,复查应坚持 2～3 年。

此外,可内服抗病毒药物进行治疗。目前抗病毒药物很多,有静脉输液,也有口服药,例如阿昔洛韦等。但药物治疗是辅助性的,只有在瘤体被去除后再配合药物才能有效,因为大量病毒存在瘤体内,只有去除瘤体内的病毒,体内的大量病毒才能被清除。

什么是尖锐湿疣

尖锐湿疣又称生殖器疣或性病疣,是由人乳头瘤病毒感染所致的生殖器、肛门等部位的表皮瘤样增生。由于性行为与乳头瘤病毒感染密切相关,所以尖锐湿疣是一种常见的性传播疾病。

尖锐湿疣的传播途径是什么

尖锐湿疣主要传播途径为性接触;外生殖器皮肤黏膜最易发病,性交时一旦产生轻微擦伤,就会造成病毒传播;其次为母婴传播,母亲患有此病,在分娩过程中将病毒感染给婴儿;再有就是非性接触传播,主要是通过患者用过的内裤、毛巾、浴盆、浴缸等途径传染给其他接触此类物品的家人或其他人。需要说明的是,并非与本病患者接触过就会被传染,这与病毒颗粒的数目、与损害接触的程度,以及对方对病毒感染的抵抗力和皮肤黏膜有微小的创伤等因素都有关系。若自身免疫力强的话,可有自愈能力。

尖锐湿疣的潜伏期有多长

本病的潜伏期为 2 周至 6 个月,平均为 3 个月。多见于性活跃的青壮年,可为单发或多发性。

尖锐湿疣临床表现分哪几种类型

尖锐湿疣的临床表现可分为 3 种类型:

(1)可见型。表现为外生殖器疣和某些生殖器癌。

(2)亚急性感染。有两种表现形式,一种发生于阴茎,直径为 1~3 毫米的无蒂疣,单个或数个,另一种是上皮的病变,常见于阴茎、肛周、肛门,也可侵犯肛管和直肠下部,可被醋酸白试验或组织学检查证实。

(3)潜伏感染。皮肤正常,分子遗传学检测可以证实。

尖锐湿疣的症状是怎样的

尖锐湿疣以粉红色或灰白色为主,大小不等,质软。外观呈丘疹状、乳头状、鸡冠状或菜花状,易出血。疣的形状可受部位影响而表现各异,干燥部位可小而扁平,温热湿润部位常呈丝状或乳头瘤状,易融合成大团块,极少数患者会出现巨大尖锐湿疣。大多数患者无自觉症状,但当湿疣破溃、糜烂时有瘙痒,巨大湿疣可有异物感,继发感染可有疼痛,分泌物常有恶臭味。

如何防治尖锐湿疣

患有尖锐湿疣的男性,要停止性生活,并让伴侣进行检查,争取做到同时治疗。目前治疗尖锐湿疣的方法很多,常见的有以下3种:

(1)外用药物。在瘤体表面根部涂上药物,如妙水仙膏等,1周后这些瘤体会自然脱落。

(2)激光、微波治疗。激光、微波直接作用于瘤体后,会使瘤体出现凝固坏死,并以进一步毁坏瘤体的基底,达到直接摧毁瘤体的目的,从而防止疣复发。

什么是生殖器疱疹

生殖器疱疹主要是由单纯疱疹病毒引起的一种性病。主要发生于男女外阴部,其特点为集簇性疱疹,好发于皮肤黏膜交界处,易复发。

生殖器疱疹分哪两种类型

生殖器疱疹可分为原发性生殖器疱疹与复发性生殖器疱疹。

原发性生殖器疱疹的潜伏期为2~20天,平均6天。初发在生殖器部位,出现多个丘疹、小水疱或脓疱,继而破溃糜烂、疼痛,可伴有发热、头痛、全身不适、颈项强直等症状。发病1周内不时有新皮疹出现,7~10天皮损达到高峰,之后逐渐消退结痂,一般需要 20 天左右皮损完全消退,正常上皮长出。

复发性生殖器疱疹指的是体内潜伏感染病毒被激活而反复发作。约有 60% 的患者在原发性生殖器疱疹后 1 年内复发,第 1 年复发 5 次左右,以后复发次数减少。诱发因素有发热、月经来潮、紫外线照射、性交、局部损伤、精神压力、消化不良、气候变化等。复发感染时可出现局部麻感和功能异常,疼痛和瘙痒较轻。复发一般都在原发部位,初起时病损为小疱或脓疱,1～2 天即成溃疡,4～5 天结痂,10 天左右痊愈,一般不留瘢痕。

生殖器疱疹的症状是怎样的

原发性生殖器疱疹感染潜伏期为 3～5 天,患部先有烧灼感,出现红斑,很快在红斑的表面发生 3～10 个成簇分布的小水疱,数日后成为小脓疱,破溃后形成糜烂面和浅溃疡,局部红肿,有烧灼样疼痛,发生于龟头、冠状沟、尿道口或阴茎体,有时可并发尿道炎。大多数患者有双侧腹股沟淋巴结肿大。

生殖器疱疹的特点是什么

生殖器疱疹多发生在皮肤和黏膜的交界处,先是局部皮肤轻度发红,继而发出成群的像针尖大小的小水疱,有轻度发痒和烧灼感,几天后就变干而结成棕色的痂,痂脱落后有轻微的色素沉着,但也很快就消失,全部病程平均 1 周,但常见复发。

生殖器疱疹的传播途径是什么

生殖器疱疹的传染源是患者及亚临床无症状的带病毒

者，尤其是在患者的生殖器皮肤或黏膜的疱疹内含有单纯疱疹病毒，可通过性接触而传染给配偶或性伴侣，也可在同性恋者中互相传染。有时在口腔或口腔周围患有疱疹的人，可通过口腔-生殖器性交，使对方传染生殖器疱疹。因此，不同方式的异性性行为，也可传播生殖器疱疹病。此外，日常生活中的密切接触，如共用浴盆、毛巾、马桶坐便器等，也能造成间接传染。

怎样预防生殖器疱疹

（1）避免不洁性交及不正当的性关系，活动性生殖器疱疹患者绝对禁止与任何人发生性关系。

（2）治疗期间禁行房事，必要时配偶亦要进行检查。

（3）对局部损害的护理，应注意保持清洁和干燥，防止继发感染。

（4）治愈后要注意预防感冒、受凉、劳累等诱发因素，以减少复发。

引起生殖器疱疹的复发原因有哪些

生殖器疱疹复发常与以下因素有关：

饮酒、吸烟、劳累、受凉、性生活过频、辛辣刺激食品、多食海鲜、包皮过长、性伴侣未同时治疗、导致免疫力低下的其他因素等。所以要防止该病复发，就要综合防治，平时多运动，以增强体质，提高自身免疫力。

男科病的治疗与调养

什么是软下疳

软下疳是由杜克雷嗜血杆菌引起的性传播疾病,是一种特殊的生殖器疼痛性溃疡病变。常伴有腹股沟淋巴结肿大。其潜伏期1~14天,平均4~5天。

软下疳好发于什么部位

软下疳大部分发生在外阴部位,女性多发生在阴唇、外阴、后联合。阴部以外如手指、口唇、舌等部位也可见到。

软下疳的症状是怎样的

软下疳初起为小红斑或丘疹,其中心很快发生脓疱,2~3天内破溃而形成疼痛性线溃疡,直径可达1~2厘米,平均0.5厘米,如溃疡相互融合则边缘不整齐,呈蛇形状,多见于冠状沟,可环绕阴茎发生溃疡,溃疡基底有肉芽组织增生。男性好发于阴茎、包皮、龟头及冠状沟处;女性好发于阴唇、阴蒂、阴道前庭等处。变异者有一过性软下疳、崩蚀性软下疳、巨大软下疳、毛囊性软下疳、矮小软下疳、丘疹性软下疳和匐行性软下疳。可伴有软下疳性淋巴结炎、包皮炎和嵌顿包茎、尿道瘘和尿道狭窄、继发感染等并发症。

软下疳的传播途径是什么

软下疳绝大多数是通过性生活接触传染的。在性交过程中,直接接触患者的开放性破损处的分泌物和溃疡的脓汁而传染。有些女性患者伤口虽已愈合,但仍是带菌者,和这些无症状的隐性患者性交同样可以传染。一般性地接触患者不会传染软下疳,但也可因不注意消毒隔离,接触患者伤口而感染。

杜克雷嗜血杆菌的存活特点是什么

杜克雷嗜血杆菌对温度较敏感,在 43～44℃以上温度中则失去抵抗能力,20 分钟即可死亡。对 42℃抵抗性稍强,可 4 小时死亡。在 37℃中可活 6～8 天,10～20℃中 7～10 天后可死亡,在此温度中较大肠埃希菌、葡萄球菌抵抗力弱,较淋球菌强,对寒冷抵抗力较强,5℃中可生存 1 周,冻干时可能生存 1 年。对干燥的抵抗性弱。

怎样预防软下疳

(1)在公共浴池最好使用淋浴,不洗盆塘;尽量避免使用公共厕所的坐式马桶;上厕所前也养成洗手的习惯。

(2)不洁性行为是软下疳主要传播途径,只要遵守道德约束,不搞婚外恋,避免和高危人群发生性关系。

(3)养成良好的生活习惯:保持外阴清洁干燥;每日清洗内裤,清洗时使用个人的盆具;即使家人之间,洗浴盆具、毛巾也不宜互用。

治疗软下疳的原则是什么

对软下疳的治疗可遵循以下原则:

(1)在与患者发病前 10 日内有性接触者,无论有无症状,都应该进行检查和治疗。

(2)临床上溃疡处疼痛和脓液消失,出现新生上皮组织,月状的淋巴结消退,溃疡消失愈合。

（3）在原溃疡处每周做 1 次病原菌培养，检测 3 次均为阴性，即可判断为已痊愈。

（4）早期发现本病及时治疗、能完全恢复正常，晚期由于损害严重、治愈后也会留下瘢痕组织。

总之，对软下疳的治疗在使用药物的同时，再及时到医院接受治疗，即可彻底根治此病。

哪些药物可治疗软下疳

软下疳是常见的男性生殖感染疾病，一旦确诊为本病，应及时治疗。治疗软下疳可选择的药物有大环内酯类、喹诺酮类和头孢类，以上大多疗效明显。

什么是艾滋病

艾滋病即"获得性免疫缺陷综合征"（AIDS），是由于机体感染上人类免疫缺陷病毒（HIV）后，HIV 破坏人体免疫系统，引发一系列机会性感染和恶性肿瘤，最后导致患者死亡。因其蔓延较快，病死率高，目前尚缺乏有效防治手段，故有"人类新瘟疫"之称。

艾滋病是怎样传播的

艾滋病通过人际间密切接触传播，为细胞－细胞模式。病毒携带者是本病的传染源，其血液、唾液、精液、脑脊液、泪液、子宫颈分泌液、乳汁、尿液、脑组织、淋巴结都可分离到 HIV，由此证实艾滋病的主要传播途径为血液、精液及血制品传染、母婴传染、注射用品及手术器械。到目前为止，尚无证据表明偶尔接触、昆虫叮咬或空气、污染物、食物、餐具、牙刷、剃须刀等途径可感染 HIV。

艾滋病毒的潜伏期是多少

HIV 感染临床进程包括潜伏期、血清转变期和窗口期。潜伏期为从 HIV 感染到出现艾滋病症状和体征时间，一般为 6 个月至 5 年，也有的长达 10 余年。血清转变期为从感染 HIV 到检测到血清抗体阳性的时间，一般为 8～12 周。窗口期为 HIV 感染到抗体形成的时间，一般为 5 周左右。病毒携带者在发展成艾滋病患者以前，外表看上去一切正常，可以没有任何症状生活和工作很多年。

患艾滋病会出现哪些症状

艾滋病按病程可分为前驱期和进展期两个阶段。

前驱期即非特异性症状时期。长期流感样发热、盗汗、乏力、体重减轻、全身淋巴结肿大，可有鹅口疮、单纯疱疹、腹泻、出血等症状。

进展期即在免疫缺陷基础上，出现一系列条件性感染和少见性肿瘤。条件性感染又可分为病毒性感染、真菌感染、细菌感染及寄生虫感染等。病毒可侵犯呼吸道系统，出现发热、咳嗽、呼吸困难等症状，病死率达 55%；中枢神经系统，出现头痛、呕吐、意识障碍、痴呆、抽搐等症状；消化道系统，症状多为腹痛、腹泻，重者出现吸收不良等恶液质状态，有的可出现霍乱样水泻；其他皮肤和黏膜组织常出现疹子、脓疱、溃疡等症状，部位多见于肛周、阴部或口周。少见性肿瘤指的是卡波西肉瘤（皮肤瘤），目前被视为诊断艾滋病的另一标记性病变。患者表现特征为下肢皮肤出现深蓝色或紫色的斑丘疹或结节，10%可侵入内脏，对化疗敏感，预后良好。卡波西肉瘤的皮肤损害多见于面部和颈部，并迅速向肺部和消化道播散。约30%艾滋病并发本病，患本瘤后的平均生存期为18个月，常与条件性感染并存。

夫妻间怎样预防艾滋病

婚前体检应化验艾滋病病毒抗体，婚后双方都必须严格遵守性道德，互相绝对忠诚。经检查已经感染上艾滋病病毒的妇女要避免怀孕。已感染上艾滋病病毒的妇女一旦怀孕，应考虑做人工流产。感染上艾滋病病毒妇女分娩的婴儿，不论其血液中的艾滋病病毒抗体是否为阳性，都不应由产妇本人哺乳。

治疗艾滋病通常有哪些药物

治疗艾滋病的药物可分为3类。

（1）核苷类逆转录酶抑制剂，如拉米夫定（AZT + 3TC）、司他夫定（d4T）、齐多夫定（ddI）等。

（2）非核苷类逆转录酶抑制剂，如依法韦仑（Stocrin）、奈韦拉平（Niverapine）等。

（3）蛋白酶抑制剂，如茚地那韦（佳息患，Indinavir）等。

前2种药物作用于艾滋病病毒复制的早期，抑制反转录酶；后一类作用于艾滋病病毒复制的后期，抑制另外一种重要的酶（蛋白酶）活性。但以上药物均系国外生产，我国一直尝试用中医中药治疗艾滋病，并且有着较好的前景。如香菇多糖、丹参、黄芪和甘草甜素等都有调整免疫功能的作用。

为什么不可产生性病能自愈的心理

众所周知，性传播疾病对人的身心健康危害极大，但有些患者讳疾忌医，不去治疗，希望通过自身的免疫力能够自愈。其实，这是不可能的。性病是传染病，主要病原体是细菌、病毒等，人体对这些病毒不能产生终身免疫，可重复感染，从而导致反复发病。另外，患性病的男性大多身体虚弱，心理负担沉重，免疫力下降，加之性病对人正常生理功能的破坏，人体很难战胜疾病。若不及时治疗，疾病迁延，导致病原体进入人体更广泛区域，破坏作用反而增大。虽然有些患者未经治疗，而症状却明显减轻或"消失"了，患者自以为性病自愈了，其实，这常是性病发展到一定阶段，病原体潜伏隐匿起来了的假相。一段时期后，疾病可能会复发或转移到其他部位，导致一次更大的发作，对身体造成更严重的损害。因此，切不可抱有侥幸的心理，相信疾病自愈的谬论，要接受正规的治疗，以免危及生命。

男性勃起功能障碍

什么是 ED 症

医学上指男性勃起功能障碍 (erectile dysfunction)，英文简称为 ED，民间俗称阳痿。医学上说的 ED 就是指男子在性刺激下阴茎持续不能达到或维持足以进行满意性交的勃起。有些男性表现为在任何环境下都无法勃起；另一些表现为能够勃起，但无法维持；而更多的是偶尔无法勃起或无法维持充分的勃起。

ED 可产生哪些不良后果

一般来讲，这种病不会危及生命。但是，患者往往会感到精神压力很大、自尊心受到极大伤害、感觉生活没有意义，进而造成夫妻感情不和睦，关系紧张，甚至可导致家庭破裂，进而影响社会的稳定。

哪些人群易患 ED

根据医学统计,40~69 岁的男性中,ED 的发生率约为 52.0%,而且年龄越大,生活紧张,压力大,ED 发病率就越高。

哪些疾病可造成 ED

据医学统计,70% 的诊断病例中,ED 都是由躯体疾病引起的,血管或神经因素都能引发 ED,如糖尿病、高血压或动脉粥样硬化、脊髓损伤、抑郁症等。

ED 可能是哪些疾病的前兆

医学研究显示,ED 通常是心脏病、糖尿病、高血压病等及其他多种病症的前兆。在亚洲的 ED 患者中,24% 患有高胆固醇,23% 患有高血压病,14% 伴有焦虑抑郁症,35% 患有糖尿病,37% 患有心脏疾病。因此,ED 很可能是个人机体即将遭遇重大疾患的信号。

阳痿可分哪些类型

阳痿可分以下几种类型:阴茎完全不能勃起者称为完全性阳痿;阴茎虽能勃起但不具有性交需要的足够硬度者,称为不完全性阳痿;从发育开始后就发生阳痿者称为原发性阳痿。阳痿大致有动脉性阳痿、静脉性阳痿、心理性阳痿、内分泌性阳痿、神经性阳痿和外遇性阳痿等。

哪些药物可造成 ED

凡是药物都有一定的不良反应，有些药物则可以引起阳痿。根据统计显示，与药物相关的 ED 约占总数的 25%。常见的可引起 ED 的药物有以下几种：

（1）镇静、麻醉、止痛药物。如抗精神病的苯巴比妥、氯普噻吨（泰尔登），镇静催眠的氯氮䓬、地西泮，麻醉、止痛的咖啡因、吗啡、美沙酮（美散痛）等。这些药物使用时间过长，不但易形成药物依赖，而且还有抑制神经兴奋的作用。

（2）各种受体阻断剂。如抗高压药物甲基多巴、利舍平、胍乙啶，以及普萘洛尔（心得安）、美托洛尔（美多心安）、阿替洛尔（氨酰心安）等，也可引起 ED。阿托品能抑制副交感神经，也有引起尿潴留和阳痿的可能。

（3）激素类药物。雌激素、安宫黄体酮等会抵消雄激素的作用。

除了以上这些药物外，还有一些药物也可能造成 ED。所以，在服用每种药物之前，都要征得医师的同意，并仔细了解这种药物的不良反应。已经得了 ED 的人更不应随便使用各种"壮阳药"，以免加重病情。

诊断阳痿通常分哪 4 步骤

（1）了解病史。医师要了解患者的婚姻及性生活史、性交频度、能力，有无夜间勃起，手淫情况，避孕方式等。

（2）体格检查。包括全身检查、生殖器检查、神经血管检查等。通过这项检查可发现患者是否有部分器质性病变。

男科病的治疗与调养

（3）实验室检查。血尿常规检查，前列腺液及精液检查；血糖及肝肾功能检查；血清检查主要为激素检查，如睾丸素酮，促黄体激素，卵泡刺激素，泌乳素。如血中泌乳素含量升高，疑有垂体瘤，则需行颅骨X线照片和颅脑CT或MRI检查。

（4）特殊检查。包括心理学检查，夜间阴茎胀大试验，阴茎血压测定，阴茎动脉造影术，阴茎海绵体造影术等。

造成器质性阳痿原因有哪些

造成阳痿的器质性原因很多，主要与下列因素有关：

（1）阴茎先天缺陷、损伤、疾病等因素。先天性缺陷（如两性畸形、小阴茎、伴有尿道下裂的腹侧阴茎硬结、尿道上裂或下裂）；阴茎硬结病；阴茎折断后遗症；阴茎海绵体纤维化（阴茎异常勃起穿刺抽血后遗症、摘除有缺陷的阴茎假体后遗症、特发性海绵体纤维化）；阴茎海绵体白膜薄弱（阴茎假体移除后、柱状动脉瘤切除后、特发性白膜薄弱）；阴茎组织丧失（继发性缺血、感染、损伤、阴茎部分或全部切除后）；阴茎嵌顿包茎、淋巴瘤、皮炎、癌症，以及变性手术；阴囊积液；尿道损伤，骨盆骨折。

（2）各种炎症。如尿道炎、前列腺炎、精囊炎、膀胱炎、尿道狭窄（如淋病所致），泌尿生殖系结核。

（3）手术产生的后遗症。如会阴前列腺穿刺活检，前列腺切除（单纯、根治）、腹会阴手术、全膀胱切除术、主动脉与髂动脉手术、外括约肌切除。

（4）血管先天性异常或阻塞。如动脉硬化、动脉炎、阴茎异常勃起、局部血管血栓形成并栓塞、血管瘤；单侧或双侧阴茎动脉主支或分支发育不全及分布异常、血管丛异常、动静脉交通支异常、海绵体血流排放系统的异常均可导致原发性阳痿 (可占 60 ~ 70%)。

（5）耐力因素。如心肌梗死后、肺气肿或肺功能不全、贫血、全身疾患 (感染、营养)、代谢障碍 (肾、肝衰竭)、睡眠障碍等。

（6）神经系统患病因素。帕金森病、颞叶病变或损伤、大脑瘫痪、头颅损伤、重症肌无力、脊髓和中枢部位肿瘤、脊髓损伤合并截瘫 (睾丸血管去神经作用)、多发性硬化症、脊髓痨、脊柱裂、亚急性联合性退化、侧索硬化致肌萎缩、交感神经节切除术、腹膜后淋巴结清扫术、周围神经炎。

（7）内分泌或血液病因素。高泌乳素血症、肥胖生殖无能症、肢端肥大症、糖尿病、垂体瘤或垂体功能低下、甲状腺及肾上腺功能低下、克氏征、性腺功能低下、白血病、恶性贫血及霍奇金病。

（8）物理因素。如放射线照射所导致的勃起障碍。

老年人为什么易患器质性阳痿

（1）性器官分泌性激素水平降低。人体性激素水平对性欲和性功能有直接影响，血浆睾丸酮激素水平随年龄增长而降低。

（2）血管阻塞性病变。由于老年人易发生动脉粥样硬化，如动脉硬化往往累及主髂动脉或阴部内动脉，造成阴茎背动脉和阴茎深动脉缺血、缺氧，从而引起内膜增生、中层纤维化或钙化。管腔狭窄会加重血管栓塞性病变，导致阴茎海绵体萎缩。

（3）静脉引流障碍：常由于海绵体被静脉过度引流，如先天性或医源性阴茎海绵体与龟头之间的瘘管，白膜静脉畸形，不能维持阴茎的勃起。

（4）动静脉瘘：由于阴部内血管发生动静脉短路，使阴茎海绵体窦不能充盈而致器质性阳痿。

性生活突然中断对 ED 患者会有什么影响

很多夫妇都经历过性生活被意外发生的事打断的尴尬情形，比如孩子突然闯进来、电话铃声猛然响起、有人在外面冷不防敲门等。而对于 ED 和早泄患者而言，突然中断性生活所带来的伤害，远不止扫兴这么简单。

从生理方面来说，性生活突然中断后，生殖器官仍然处于充血状态，不能通过高潮而舒缓松弛下来，这会使勃起神经中枢受到不良刺激，最初会导致早泄。如果频繁发生，会使大脑性中枢功能失调，呈抑制状态，最终可能引起或加重勃起功能障碍（即 ED）。

生活中怎样防止阳痿的发生

（1）消除紧张感。主要体现在新婚夫妇身上，由于缺乏经验，男性紧张、激动，女性恐惧、羞愧，性交时配合欠佳，时有失败，造成心理负担。此时应互相鼓励，切记不要互相埋怨。

（2）放松心情。已婚男子由于疲劳过度、事业挫折、情绪

男科病的治疗与调养

不佳等引起的暂时性阳痿，只是一种正常的抑制，不视作病态。如果能及时调整心态，加强运动，做到张弛有度，就会避免此症状的进一步发展。

（3）增强自信心。夫妻双方应了解性生活基本知识，互相交流思想，感情深了，性生活自然就和谐满意。即使偶尔出现阳痿现象，也不必担心，应努力寻找出问题的根源并加以解决，女方应谅解、劝慰、鼓励并配合男方重拾信心。

慢性疲劳是怎样造成阳痿的

短期疲劳不仅让人腰酸背痛、记忆力下降，还会导致一时性阳痿。对此，很多男性不以为然，觉得不过是太累了，休息一下就没事了，更不会想到去就医。短期疲劳对性能力的影响并不大，随着体力的恢复，性功能也会复原。但如果工作和生活长期处于紧张状态，导致慢性疲劳，随着量变的积累，往往会导致严重的质变——由一时性阳痿转变为器质性阳痿。

由于肌肉过度疲劳，或因抑郁、不安、紧张等所致的心理性疲劳，会干扰性欲的唤起，包括大脑功能降低，抑制性兴趣，使大脑皮质边缘系统情感中枢兴奋性降低，垂体的促性腺激素和睾丸的雄激素分泌减少，降低性兴奋程度，就会引起阳痿。疲劳会产生过氧化脂质，此种脂质可直接引起生物膜的损伤，久而久之，对生殖系统造成不可逆转的病理损害，引起器质性改变。

ED 患者就医时应做好哪些准备

（1）有备而来。在去医院之前，最好把要说的几点写在纸上，以避免由于紧张造成叙述不清。

（2）打开话题。不要害怕提出有关性或个人的问题，要善于沟通。因为医师是治疗专家，可以帮助你处理任何敏感的问题。

（3）细述症状。详细地叙说症状，医师会做出更正确的诊断。对有的男性疾病（如 ED），当不知如何准确描述自身症状时，可以填写 ED 自测量表，医师会根据量表进行初步诊断。

（4）全面了解。不要害怕医师，尽管去问要问的必要问题，例如：你认为我患了什么病？需要做哪些检查？是什么原因导致这种病？我的病严重吗？怎样治疗？这样治疗对我的病有什么好处？我下次应该什么时候再来看？

（5）及时澄清。如果医师的用词过于专业，概念过于复杂，以致弄不清楚他们的意思时，要讲出来，遇到不明白地方要问清楚。

治疗 ED 可参考哪些药物

目前常用的药物治疗是磷酸二酯酶 5（PDE5）抑制剂，如万艾可（即伟哥），口服药比较方便，易为患者所接受。此外，健康的生活方式，良好的心态都有助于改善 ED。目前很多保健品都号称可以治疗阳痿，应提请注意的是，由于市场比较混乱，假药众多，因此应听从医师指导或去正规药店购买。

怎样用心理疗法治疗 ED

心理疗法的作用是什么

目前，90％的 ED 都是心理问题所导致，只有不到10％的患者是因为身体功能发生障碍而导致的。且大多数的患者中，很少有人到医院寻求救治的方法，一是自己认为是一种"难言之隐"，二是怕被人知道有损男性尊严。所以通过自我心理疗法来治疗 ED 就显得尤为重要了。

心理疗法的内容是什么

（1）有爱才有性。要彻底根治 ED，就得让生活中有爱情，只有与自己相爱的女性一起生活，过一种能够尊重自己意愿的婚姻生活，才不会重蹈覆辙。

（2）自信方自强。治疗 ED 必须更新观念，树立起 ED 可治、能被治愈的信念，要相信现代男科医学完全可以治愈 ED，相信自己性功能是正常、强壮的，对于治疗 ED 至关重要。对于一直存在自卑心理的男性而言，必须认清外在的条件并不是影响幸福的根本原因，健康的心态才是最重要的。

什么是行为疗法

"行为疗法"是指通过性再教育，纠正过去形成的错误行为，建立和开发新的、健康的性活动方式。在训练期间患者应暂停性交，让大脑皮层有调整、养精蓄锐的机会，保证治疗成功。

男科病的治疗与调养

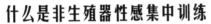

什么是非生殖器性感集中训练

非生殖器性感集中训练就是男女双方互相探寻对方最喜爱的触摸部位，通过爱抚传达温柔、爱慕、愉悦等感受，令男性把注意力集中在引起性感的知觉上，并逐步过渡到性欲的激发。爱抚能消除男性的紧张心理。

什么是生殖器性感集中训练

男方触摸的范围可扩大到女性乳房和生殖器等高度敏感的区域，女方注意抚摸男方的大腿、下腹部、阴茎和阴囊。采用刺激—停止—再刺激的方法能有效消除性恐惧，使男子认识到 ED 并不可怕。训练可选在男方反应最强的清晨进行。

什么是阴道容纳法

这是针对阳痿的特殊训练，多采用女上位进行。即女方将男方阴茎刺激到一定坚硬程度后，用手扶持阴茎刺激自己的阴唇、阴蒂，最后引导其插入阴道，双方不动，让男方体验性感受。当阴茎变软时，女方收缩阴道或上下移动摩擦阴茎，维持阴茎勃起。阴茎变软也可令其自然脱出，由女方重新刺激。

在阴道容纳法的基础上怎样做

在性治疗的最后阶段，仍采取女上位并由女方先活动，当达到相当的兴奋后男方再活动。节奏先慢后快，不断增强活动的幅度，直到完成性交。训练应注意循序渐进，千万不要

男科病的治疗与调养

性急。一旦男性不能适应或出现抵触,应返回上一阶段,直到能顺利进行为止。治疗必须持之以恒,否则很容易前功尽弃。

怎样防止因长期疲劳造成的经常性性生活失败

如果长期疲劳导致性生活经常失败,要马上休息,调节工作节奏,放松心态,别把前一次的"失败"当成下一次的"包袱"。此外,还可以尝试穴位按摩的方法,按摩关元(脐下两寸处)、气海(关元下一寸)、足三里穴(腓骨小头下三寸),每天晚上1次,每次10分钟,1个疗程10~15天。一两个疗程即可见效。可多吃一些枸杞子、山药、莲子等补肾的食物。

疲劳时不宜进行性生活,偶尔发生阳痿,不必恐慌,不可勉为其难,以免造成不良的记忆。及时就医是最明智的选择。

老年人性生活有规律为什么不易患阳痿

勃起困难是唯一与年龄有关的性功能障碍。人的性活动频率在40~60岁的阶段是逐渐减少的。一旦超过60岁,下降速度就会明显加快。调查资料显示:阳痿发生率在20岁时为0.1%,到60岁时增至18.4%。这种情况与其他器官功能衰退一样,均属正常的生理过程。但也有资料显示:70%的男人在60岁时仍可有规律地进行性生活,甚至在80岁时还有25%的男性仍保持性生活。由此可见,并非年龄大就一定会患阳痿。

老年男性应充分认识到,随着年龄的增大,性功能从旺盛到衰退是正常和必然的,不要过分苛求性生活一定要达到高潮。其实，通过爱抚、调情，乃至性器官的接触一样可达到某种程度的兴奋与满足。

偶尔性阳痿患者应怎样过性生活

怎样算是偶尔性阳痿

偶尔性阳痿，又称一时性阳痿，是指平时阴茎能勃起，也能正常过性生活，但偶尔在不良环境、药物、乙醇等因素的影响下发生了阳痿。

偶尔性阳痿多由什么因素引起

偶尔性阳痿往往是受心理因素影响的结果。男性由于怀疑自己患了阳痿，心理特别紧张；或者有的男性认为自己以前有过手淫史，或联想到其他什么原因，从而造成心理负担，怕再次性生活时阴茎不能勃起，引起妻子的反感。有了心理负担，性生活时就有了杂念，大脑皮质兴奋，反而抑制脊髓性兴奋中枢神经，造成了一时性阳痿。

怎样从心理上防治偶尔性阳痿

避免一时性阳痿，首先要了解自身阳痿的起因，消除心理障碍；其次，在过性生活时，要保持良好的性生活环境，尽量放松自己。

一时性阳痿者怎样过性生活

在过性生活时，女方卧于床沿，双腿抬起尽量叉开，裸露阴部。男方取站立位,一只手捏住阴茎的根部,提高阴茎的勃起硬度,另一只手拨开女方的阴唇,找到阴道口,将阴茎的龟头对准阴道口,双手挤压松软的阴茎,强行将阴茎挤入阴道,然后松开双手,用身体压住,让松软的阴茎在阴道内放置一阵,不要抽动。经过一段时间,阴茎受到阴道内的温热刺激,同时男性抚摸女性的乳房及背部、臀部、腿部的性敏感区,不要去想阴茎是否已勃起,以上刺激会逐渐引起男性性神经的兴奋,阴茎会逐步勃起并完成性生活。只要一次成功,以后再过性生活时,阴茎就会自然勃起。

吸烟为什么容易导致阳痿

吸烟对人类健康危害已有定论,但吸烟对性功能的影响(特别是能引起阳痿这一点)却尚未引起人们的重视。

据分析,烟草中的尼古丁使小动脉收缩,可减少阴茎勃起时的动脉血流量,长期吸烟导致的动脉粥样硬化也可影响阴茎动脉血流,因此不能诱发阴茎充分勃起,更重要的是吸烟破坏阴茎勃起时静脉限流机制。

医学研究人员从调查问卷中发现,每天抽烟不超过20支的男性比不吸烟男性患阳痿的概率高出24%,日吸20支烟以上的男性,患阳痿的概率比不吸烟男性高出39%。被调查者来自各阶层,年龄从16岁到59岁,有近10%的人有性功能障碍,而吸烟者占比例最大。生育能力低下问题在吸烟者中间更普遍。因此,戒烟不仅有助于性功能的恢复,而且有助于生育。

酗酒为什么可直接导致阳痿

许多人认为饮酒会导致 ED，部分人则认为饮酒可以促进性功能。事实是，少量饮酒不但不会导致勃起功能障碍，在兴奋早期还有助于提高性兴奋，但是大量饮酒则可导致性抑制，造成 ED。

在男性酒精中毒的患者中，大约有 40％的男性发生阳痿，有 10％左右的男性发生射精障碍。在戒酒后数月至数年后，只有 50％的人能恢复正常性生活。这是由于长期饮酒导致的阳痿，属内分泌性阳痿。非酒精中毒的男性每日饮酒达 200 毫升就能测出血中睾丸酮水平降低，长期饮酒更能导致男性酒精中毒性生殖腺功能低下、睾丸萎缩、出现女性化乳房、性欲减退、阳痿及不育。因此，大量饮酒对性功能损害较大。

专家研究还表明，长期大量饮酒会造成慢性酒精中毒，从而使神经发生病变。一旦没有神经的传导作用或者神经传导作用减弱，都可以造成 ED。肝脏是解毒器官，一旦肝脏功能受到损害，许多体内的有害物质不能消除，会导致其他器官受到损伤，使中枢受到抑制，丘脑—垂体—性腺轴的功能失衡，从而影响性功能。

男性前列腺疾病

什么是前列腺

前列腺是男性特有的性腺器官。它的形状如栗子,底朝上,与膀胱相贴,尖朝下,抵泌尿生殖膈,前面贴耻骨联合,后面依直肠,所以有前列腺肿大时,应做直肠指诊,这样可触知前列腺的背面。前列腺腺体的中间有尿道穿过,因此说是前列腺在扼守着尿道上口。所以一旦前列腺有病,排尿首先会受影响。前列腺是人体非常少有的,具有内、外双重分泌功能的性分泌腺。作为外分泌腺,前列腺每天分泌约 2 毫升前列腺液,是构成精液的主要成分;作为内分泌腺,前列腺分泌的激素称为"前列腺素"。

前列腺的生理功能是什么

前列腺的生理功能可概括为以下 4 个方面:

(1)具有外分泌功能。前列腺是男性最大的附属性腺,亦属人体外分泌腺之一。它可分泌前列腺液,是精液的重要组成成分,对精子正常的功能具有重要作用,对生育非常重要。前列腺液的分泌受雄性激素的调控。

（2）具有内分泌功能。前列腺内含有丰富的5α-还原酶，可将睾酮转化为更有生理活性的双氢睾酮。双氢睾酮在良性前列腺增生症的发病过程中起重要作用。通过阻断5α-还原酶，可减少双氢睾酮的产生，从而使增生的前列腺组织萎缩。

（3）具有控制排尿功能。前列腺包绕尿道，与膀胱颈贴近，构成了近端尿道壁，其环状平滑肌纤维围绕尿道前列腺部，参与构成尿道内括约肌。发生排尿冲动时，伴随着逼尿肌的收缩，内括约肌则松弛，使排尿顺利进行。

（4）具有运输功能。前列腺实质内有尿道和两条射精管穿过，当射精时，前列腺和精囊腺的肌肉收缩，可将输精管和精囊腺中的内容物经射精管压入后尿道，进而排出体外。综上所述，前列腺有4项重要的功能，在人体内发挥了重要作用。

前列腺液的生理功能是什么

前列腺的最重要生理功能就是分泌前列腺液，那么前列腺液的生理功能是什么呢？概括起来主要有以下几方面：

（1）促进受精卵的形成。前列腺液中含有蛋白分解酶和纤维蛋白分解酶，因此可帮助精子穿过重重屏障——子宫颈内的黏液屏障和卵细胞的透明带，使得精子和卵细胞能够顺利结合。

（2）激发精子的活力。前列腺液中含有一种特殊的成分，能够使精子从精液中获取营养，激发精子的活力。

（3）促进精液的液化。前列腺液中的胰液凝乳蛋白酶可促进精液液化。

（4）提高精子的存活率。前列腺液略偏碱性，可中和女性阴道中的酸性分泌物，减少酸性物质对精子的侵蚀，提高精子的成活率。

（5）维持生殖泌尿系的卫生。前列腺位于膀胱的前方、直肠的下方，环绕着尿道，而且前列腺液中的锌离子具有杀菌的功效，使得前列腺发挥了抵御外界病菌的作用，从而对维护生殖泌尿系统的健康有一定的帮助。

（6）提高性生活的质量。前列腺内布满大量的神经网和神经末梢，因此它是一个性敏感部位，能够激发性冲动和性兴奋，从而有利于性生活的和谐。

前列腺疾病分哪几种

前列腺疾病是男性常见多发病，几乎占泌尿外科的60%左右，50岁以后的男性中有70%都不同程度地患有此病。前列腺病大抵分前列腺炎、前列腺增生、前列腺结石和前列腺癌。其中前列腺炎发病率最高，前列腺增生次之，前列腺癌居末位。此外，前列腺结石也常在临床中可见。

前列腺疾病主要有哪些因素引起

前列腺一旦受到外界强烈刺激，如手淫、性病感染、性生活无节制、酗酒或劳累过度、外伤、感受风寒湿热，以及各种病毒细菌的侵害，都可引起前列腺炎。如果治疗不及时，迁延日久，则可变成慢性前列腺炎，直至发展为前列腺增生、前列腺结石及前列腺癌变。

前列腺病的危害是什么

前列腺、精囊等附性腺的分泌物称为精浆，精浆对精子的活动与生理有极其重要的作用，若患有前列腺与精囊疾病可导致男性不育。另外，前列腺液里含有蛋白分解酶、纤维蛋白溶解酶等液化因子，能使精囊液里凝固因子凝固的精液液化。如果精液中凝固因子过多或液化因子过少，就会形成精液不液化症，精液过久不液化会导致精子死亡，也会导致男性不育。

什么是前列腺炎

前列腺炎是前列腺受到微生物等病原体感染，或某些非感染因素刺激而发生的前列腺炎症，及由此造成的患者前列腺区域疼痛、排尿异常、尿道分泌物异常等临床表现。前列腺炎是一种常见且让人十分困扰的疾病。

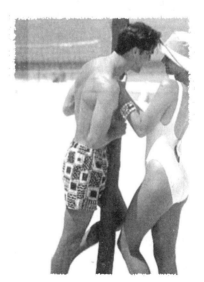

前列腺炎分哪几种类型

前列腺炎可分为 4 种类型，即：急性细菌性前列腺炎、慢性细菌性前列腺炎、慢性非细菌性前列腺炎（慢性骨盆疼痛综合征）、无症状性前列腺炎。

前列腺炎发病的原因是什么

急性前列腺炎发病多在劳累、着凉、长时间骑车、酗酒、性生活过度、损伤、经尿道器械操作、全身或局部抵抗力减弱时，致病菌由身体其他部位的病灶经血运或经尿道进入前列腺，最主要的致病菌为大肠埃希菌、葡萄球菌、变形杆菌和链球菌等。

慢性前列腺炎其病因较为复杂，少数由急性前列腺炎未能彻底治愈迁延而来，绝大多数患者则未曾经历过明确的急性阶段。引起慢性前列腺炎的致病微生物主要是细菌，其次有病毒、支原体、衣原体，以及其他致敏原等。性欲过旺、前列腺充血、下尿路梗阻、会阴部压迫、损伤、邻近器官炎症病变波及前列腺以及全身抵抗力下降等，都可能是造成慢性前列腺炎的原因之一；甚至患者的精神状态也是影响症状轻重的一个因素。总之，慢性前列腺炎病因复杂，造成经久不愈的原因，很可能不同时期存在着不同的病因，或在同一时期存在一个以上的致病因素。

前列腺炎的症状是什么

前列腺炎患者常可以有不同的临床表现，有人将其描述为不可言喻的症状或状态。患者可有尿频、尿急、尿痛、尿不尽、尿等待、尿末或尿后滴白等排尿异常症状；腰骶部、骶部疼痛、下腹坠胀疼痛以及会阴、睾丸、大腿内侧等部位疼痛不适；失眠、健忘等自主神经功能紊乱症状，并可对男性的性功能和生育功能有一定影响。而另外一些前列腺炎患者甚至会缺乏明显的前列腺局部症状,而以机体其他部位的不适或异常为主要表现。

哪些人属前列腺炎高发人群

传统观念认为,前列腺炎是青壮年男性的常见病,与性活动人群有密切关系,一般高发年龄在 25～35 岁。然而,流行病学和病理学研究发现,前列腺炎可以发生在各个年龄段的男性身上,尤其是中老年男性。此病与老年前列腺增生具有较大的重叠性,可以同时或先后出现。

什么是前列腺增生症

前列腺增生症是泌尿外科最常见的疾病,也是老年人的易发病。它给老年人的健康带来了巨大的影响,发病率随着年龄的增大而逐年上升。

前列腺增生和年龄有什么关系

资料显示,60 岁以上的老年男人约有 50％患有前列腺增生,80 岁以上老年男人约有 85％患有前列腺增生,而 90 岁以上的老年男人几乎有 90％患此病。

前列腺增生的症状是什么

前列腺增生常有以下一些症状:

(1)尿频。患者排尿次数显著增多,特别是夜尿次数明显增多,以致影响患者的睡眠和休息。

（2）排尿困难。正常人排尿开始后数秒即可有尿排出，而前列腺增生患者初尿时间明显延迟。

（3）排尿无力。排尿无力指排尿时尿流的冲力消失，"射程"缩短，不能成为一条抛物线，显得"有气无力"，有时候甚至往下滴。

（4）尿流分叉。正常人排尿时尿流集中成一束水柱"倾泻而下"，而前列腺增生患者因尿道受到压迫，排出的尿液会变成两股。

（5）排尿中断。排尿中断是指尿液不能一下子排出，要分成几段排，即排一会儿略停顿后再排。这是由于前列腺肥大后，尿液经常积在膀胱排不干净，尿酸盐沉淀形成结石，堵塞了尿道内口所致。

（6）尿失禁。尿失禁是指患者在不知不觉中尿自行流出。这是由于膀胱内积存有大量尿液，使膀胱内的压力逐步升高，在咳嗽、用力等腹压增加时尿液会自行溢出。

（7）尿潴留。尿潴留是指患者自觉膀胱胀得厉害，可就是排不出尿来，这是很严重的症状，往往需要插导尿管才能解决。

引起前列腺增生的原因是什么

西医认为：前列腺的内分泌功能为整个内分泌的一部分，或是内分泌的效应器。前列腺的发育和生理状态的维持依赖于体内有足够的雄激素，尤其是雄激素和雌激素的平衡。由此可见，前列腺增生的发病原因既与雄激素有关，又与雌激素的作用有关。在老年时期，体内雄激素和雌激素的平衡失调，可能是前列腺增生的发病原因。

中医学认为：本病多为劳伤肾精、感受外邪或内外因素交织，以致三焦水液的运行及气化失常而发生，即中气不足、肾元亏虚、肺热气壅、湿热下注、肝郁气滞、尿道阻塞。

患前列腺增生会出现哪些征兆

患前列腺增生会出现以下 7 个征兆：

（1）排尿次数增多。无论白天或晚上，排尿次数比往常明显增多，远远超过白天 3 次或 4 次、晚上 1 次或 2 次的正常情况，排尿时间间隔短，时不时有尿意。

（2）排尿不畅。当感到有尿意时，要等好一会儿才有小便，且尿流变细，排出无力，射程也不远，有时竟从尿道口滴下。

（3）尿失禁。夜间睡觉时，尿液不受控制地自己流出来，严重者在白天也会有这种现象发生。

（4）排尿疼痛与尿急。膀胱里尿液排不干净，容易引起细菌感染，出现尿痛、尿急的现象。

（5）排尿中断。前列腺增生后，尿液里的结晶体容易凝集形成膀胱结石，造成排尿突然中断，老年人排尿中断和出现膀胱结石是前列腺增生的强烈信号。

（6）经久不愈的脱肛、便血或发生小肠疝气。这是由于长时间排尿不畅，腹部压力增高引起的。

（7）性欲亢进。早期表现为与年龄不相符合的性欲增强，或者一贯性欲平常，突然变得强烈起来。这往往是由于前列腺增生，使前列腺功能紊乱，反馈性地引起睾丸功能一时性加强。

怎样防治前列腺增生

（1）防患未然最关键。近年来，前列腺增生发病率有显著的年轻化趋势。但我国男性对前列腺增生的认识明显不足，很多患者都是在出现严重并发症后才想到求医，错过了控制与治疗疾病的最佳时机。因此，要警惕疾病早期信号，做到早发现，早治疗。

（2）药物性"减肥"。这方面用药有两类：一类是常用的α受体阻滞剂，通过调节膀胱出口处的神经、肌肉功能，减少尿道的阻力，具有帮助排尿的功效，但达不到真正治疗的目的。另一类是治疗前列腺增生药物，与上述药物配合服用，加强治疗效果。

（3）手术治疗。倘若前列腺增生严重，药物治疗效果不理想，可以实施手术治疗，如经尿道前列腺切除术、经尿道激光前列腺切除术、经尿道气化前列腺切除术、前列腺微波或射频热疗等。

（4）对真正顽固的前列腺增生，还可以开放性手术，把前列腺完整摘除。尽管要经受手术痛苦，但却能一劳永逸，而且不影响患者今后的性生活。

什么是前列腺结石

长在前列腺腺泡或腺管内的"石子儿"，医学上称之为前列腺结石，或真性结石。前列腺结石常有一个有机物核心，由脂肪、核蛋白、晶体、嘌呤、胆固醇、柠檬酸等包绕脱落的上皮，形成圆形或椭圆形有放射状结构的淀粉样体。

前列腺结石是怎样形成的

前列腺结石是在前列腺腺泡内形成的，其形成的原因不明，可能是由于一些钙类物质在淀粉样体上沉淀而成。淀粉样体是由核蛋白、少量脂肪和晶状嘌呤包围脱落的上皮细胞形成，在儿童中罕见，而在成人则随着年龄的增长而增多。在前列腺炎症等病理情况下，常以淀粉样体为核心，碳酸钙、碳酸镁或草酸钙等无机盐沉着而形成结石。此外，还可能与前列腺内尿液反流使前列腺导管内沉积结晶，前列腺增生后前列腺导管压力增加、腺管扩张，分泌物有滞沉积等因素有关。

前列腺结石为什么有真假之分

前列腺结石是由前列腺本身形成的，属于原发性或内源性结石，结石体积小、分散、数量多，主要成分是磷酸盐，多见于老年男性。前列腺的结石还可能来源于泌尿系统结石，因逗留在前列腺尿道段，或进入与后尿道相通的被感染而扩张的前列腺腺管内，所以称之为假性结石，它是尿道结石在前列腺部位的表现，体积大，但数量少。有时，真性结石也可以穿破前列腺部尿道黏膜而进入尿道。

患前列腺结石的症状是什么

前列腺结石的早期症状不明显，容易被忽略，常可与上尿路结石合并发生，成为尿路感染（包括前列腺炎）的根源。

前列腺结石的隐患是什么

前列腺结石可以阻塞前列腺腺管，使腺泡变成闭合腔，腺泡内的液体会因阻滞而诱发感染，使腺泡黏膜呈炎性改变,伴发前列腺炎而反复发作。一旦感染严重,病变部位可形成脓肿,甚至穿破前列腺被膜,造成会阴、直肠、膀胱和尿道的瘘管。反之,当前列腺腺泡和排泄管长期伴有慢性感染时,则可造成腺泡扩张,腺管狭窄,从而加快结石的形成。结石与感染的关系密切,互为因果,因此不可忽视前列腺结石的治疗。

什么是前列腺癌

前列腺癌是指发生于前列腺的恶性肿瘤,多见于 60 岁以上的男性中。前列腺癌早期难以发现,晚期多有淋巴系统转移和肺转移。目前,引起前列腺癌的病因尚不明确,可能与遗传、环境、性激素等有关。

前列腺癌的症状表现是什么

前列腺癌 98% 为腺癌,常从前列腺萎缩的外周部分发生,大多数为多病灶。临床表现为早期无症状,后期侵及膀胱颈后尿道,有尿道狭窄炎性症状,尿频、尿急、尿痛、血尿和排尿困难,并伴有消瘦、无力、贫血等症状。

前列腺癌分哪几种类型

前列腺癌按类型可分为 3 种:同前列腺增生型,特点是临床症状与前列腺增生症相同;隐蔽型,特点是肿瘤小,不引起梗阻和其他临床症状,可因体检或出现转移病灶(如骨盆、脊柱等)症状时被发现;潜伏型,特点是仅在进行组织行病理检查时被发现。

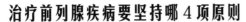

治疗前列腺疾病要坚持哪4项原则

在我国的中青年男性中前列腺疾病的发病率尤其高。前列腺疾病可导致不育,还容易引起性功能障碍。因此,前列腺疾病患者一经诊断,应该尽快就医。

(1)切莫贻误时机。不同的前列腺疾病,在不同的人身上的表现差异很大。尤其是慢性前列腺炎症状呈多样化、症状与炎症轻重不成正比,很容易贻误治疗时机,应引起重视。

(2)前列腺疾病根本没有"特效药"。一些患者听到有"根除"前列腺疾病的"特效药",便会毫不吝啬地重金求购。其实,治疗前列腺疾病需综合治疗。

(3)男女要同治。治疗期间要男、女同时进行,这样可避免交叉感染,以免前列腺炎复发。

(4)最好去正规医院。前列腺病因复杂,症状表现不一,病因隐晦,确诊困难,且药物难以抵达病灶,容易导致久治不愈、反复发作。正规医院有高、精、尖的诊疗设备和一流的医学专家,可以让患者真正解除病痛。

儿童为什么也会患前列腺炎

众所周知,前列腺炎是中老年人的常见病,其实,小儿患前列腺炎的也并不少见,只是因其常与其他尿路感染(如慢性肾炎、尿道炎、精囊炎等)并发,容易形成误诊。

小儿前列腺炎发生的原因是什么

与成年人相似,小儿前列腺炎也可以分急性和慢性两大类，手淫习惯被认为是小儿前列腺炎最重要的病因。急性前列腺炎除因手淫、包茎、包皮过长、外阴不洁可致尿道上行感染外，还可因龋病、呼吸道感染致使病菌经血流侵入前列腺。

小儿前列腺炎的症状是怎样的

小儿前列腺炎发病时，可表现出突发性寒战、高热、尿频、尿急，尿道灼热感也很明显，尤其出现排尿障碍和血尿时更应高度重视。急性前列腺炎一般延续数日大多数会好转，极少数化脓形成前列腺脓肿，后者需要手术引流才能治愈。

小儿慢性前列腺炎可继发于急性前列腺炎，也可因手淫等原因缓慢起病而无急性经过，表现出尿急、尿痛等尿路刺激症状，但最突出的症状是尿频和排尿困难。不明原因的遗尿常是小儿慢性前列腺炎的最明显症状。

小儿前列腺炎的隐患是什么

小儿慢性前列腺炎可持续至成年，而到成年前列腺炎时则已顽固难治了，可直接影响生活和工作，甚至影响性功能和生育。

怎样治疗小儿前列腺炎

小儿急、慢性前列腺炎的治疗与成人相似，都应该使用足够剂量、足够疗程的磺胺或抗生素药物控制感染。有条件时，根据细菌培养确定敏感抗生素效果更佳。儿童时期预防前列腺炎，重点要戒除手淫，还要注意防治感冒，积极治疗龋病等。

男科病的治疗与调养

前列腺炎患者排尿要注意什么

为什么说前列腺炎患者蹲着排尿比较好

对男人来说，站着排尿似乎是天经地义的。但对前列腺炎患者来说，站立排尿容易产生残余尿；蹲式排尿则能使残余尿基本消失，减少了残余尿对前列腺尿道的慢性刺激，可以明显减轻症状。同时，蹲式排尿有利于引流。这种方法简便有效，又不需要任何花费，对于深受前列腺病痛折磨、经济条件有限的患者不妨一试。其治疗疗程大约需要 3 个月。

前列腺炎患者为什么应坚持 1 小时排尿时间

普通人习惯于有尿意就入厕，不过对于前列腺炎患者来说，如果想尽快康复，就应该从现在开始，每小时排尿 1 次，不管有无尿意。尿液若排不净，滞留在膀胱内容易压迫前列腺，成为加重前列腺炎的一大祸根。因此，在解完小便后，应用手指在阴囊与肛门之间的会阴部位挤压一下，这样不仅能排出残余尿，而且对前列腺也颇有好处。此外，平时如勤做提肛动作，增强会阴部肌肉和尿道肌肉的收缩力，也有利于促使残余尿尽快排出。

新婚性生活过频为什么易患前列腺炎

新婚本是人生大喜之事，可有些新郎却在蜜月期间出现尿频、尿急、下腹部疼痛不适等急性或慢性前列腺炎症状。这主要与新婚男子在这一时期的生活起居有关，常见原因

男科病的治疗与调养

如下：

（1）新郎由于初尝性生活往往具有较强烈的性兴奋，极容易出现性生活过频现象，从而使前列腺反复、持续地充血，这是诱发前列腺炎的重要原因。研究表明，短时间内性生活频繁的男性发生急性前列腺炎的概率高达89.7%。此外，如果刻意延长性生活时间，或担心妻子在蜜月里妊娠，而控制射精、体外射精、性交中断等，也可引起前列腺充血、肿胀，从而诱发前列腺炎。

（2）新郎由于操办婚事、布置新房、摆设酒席而过度忙碌；旅行结婚时，因长时间坐车、游山玩水而过度疲劳；饥饱失调、不注意冷暖等情况，均可使全身或局部免疫力下降。不注意性生活卫生也容易引起尿道炎症，并可逆行感染以致患上前列腺炎。当尿道内或全身其他部位的细菌直接或间接侵入前列腺时，便可发病。

（3）新婚之喜，少不了要以酒助兴，而乙醇（酒精）是前列腺的大敌。新郎在蜜月里大吃大喝，饮酒过量，过食辛辣刺激的食物，或盲目服用大量壮阳药物等，都会使前列腺因受刺激过度而导致发病。

什么样的性生活可缓解前列腺炎

前列腺炎是中青年男性常见的泌尿生殖系统疾病，不少患者因会阴部、直肠内隐痛不适，加之担心传染给妻子，强行停止性生活。不过这种做法不仅会影响夫妻感情，同时对自己的病情也无好处。因为，强制性禁欲可使前列腺分泌液大量"囤积"，导致前列腺过度扩张与充血，也可引发炎症。

此外，如果在性生活过程中达不到高潮，没有射精，反而不利于治疗。因为在性生活中，男人射精后，充血也就自然消退，阴茎就会软下去，与性活动有关的器官充血也会相应地消退，也有利于缓解前列腺的肿胀。

如果前列腺炎患者尚无法确定自己所患何种前列腺炎，是否会传染给妻子，因此在性生活时可使用安全套，以防炎性物质或病原体进入妻子体内，但要切记前列腺炎患者

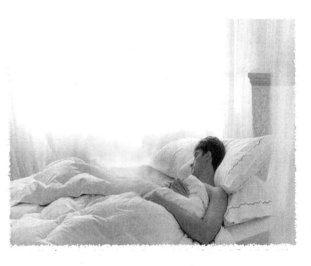

的性生活不可过度，因为过于频繁的性生活不利于前列腺炎的康复。一般来说，要依个人情况来定，如果性生活让男人觉得疲惫或者导致前列腺炎症状加重，那就要减少次数。

前列腺增生患者应怎样过性生活

前列腺肥大患者过性生活，要根据年龄、增生程度、具体状态等因素，注意以下几点：

（1）如果年龄在60岁左右，前列腺肥大不严重，无排尿不畅等症状，身体条件和生理功能又好，可以过性生活，以每月1次为宜。

（2）若年龄更大，前列腺增生严重，有排尿困难症状或房事后发生尿潴留，吃药也难以控制，则不宜过性生活。

男科病的治疗与调养

（3）老年人在应用雌激素药物治疗前列腺肥大期间，千万不可过性生活，以免诱发阳痿的发生。

早晨做爱对前列腺增生患者有什么宜处

有些前列腺增生患者担心性生活会加重前列腺充血，使前列腺平滑肌收缩，导致排尿更困难。其实，在进入高潮时，前列腺虽然有短期充血，但阴茎很快就会因射精而疲软，血管也迅速得以舒张，充血很快就消退了。因此，身体条件良好、性功能又不错的中老年人，过性生活基本没有问题。

一般情况下，清晨是前列腺增生患者过性生活的有利时机。经过了一夜的休息，夫妻体力都恢复得不错，男性的雄激素分泌也较高，加上此时心情平稳，肌肉松弛，十分适宜过性生活。但在这之前最好先排尿，可避免因急于小便而影响夫妻的高昂兴致。也可用 40～42℃ 的热水坐浴 20 分钟，温热刺激有利于局部血液循环，还有助于勃起。

男科病患者的
保养与保健

男科病患者应该在日常保健上多下工夫，改掉种种恶习，利用闲暇时间，做一些有益于缓解、治疗男科病的努力，养成良好的生活习惯。

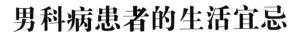

男科病患者的生活宜忌

男科病患者生活中应坚持什么原则

不育症、阳痿、早泄、前列腺疾病等男科病已经成为很多男性的难言之隐。除了到正规医院寻求治疗外，男科病患者还应该在日常保健上多下工夫，改掉种种恶习，或利用闲暇时间，做一些有益于缓解、治疗男科疾病的努力，养成良好的生活习惯。

常走模特步能增强性功能有什么道理

走 T 型台步不是时装模特的专利，对于普通男性来说，它不仅可塑身，更有增强性功能的作用。T 型台步俗称"猫步"，其特点是双脚脚掌走在一条直线上，形成一定幅度的扭胯，能对会阴部起到挤压和按摩作用，十分有益于塑身。

中医学认为，人体会阴部有个会阴穴，男子位于阴囊与肛门之间，女子位于阴唇与肛门之间。会阴穴属任脉，是任、督二脉的交汇之点。按压此穴不仅有利于泌尿系统的保健，而且有利于整个机体的祛病强身。

男性过了 30 岁,全身肌肉逐渐松弛。尤其到 40 岁以后,肌肉更缺乏弹性。如果经常走 T 型台步,可使阴部肌肉保持张力,有利于提高性生活质量。男性经常走 T 型台步,还可不断按摩阴囊,有利于补肾填精。另外,还可缓解紧张情绪,有利于心理健康。

洗澡为什么能增强性功能

洗澡是人的身心最放松的时候,利用这个时机,适当地采用冷热水交替洗浴,或对阴茎和腹股沟进行温水淋浴,对辅助治疗男子性欲低下有一定的疗效。那么怎样洗澡才可产生效果呢? 可参考一下几方面:

(1)先在澡盆内用温水浸泡身体,待充分温热后再出澡盆,以冷水浸泡阴部 3 分钟左右,待阴茎、阴囊收缩后再入澡盆,如此反复 3 ~ 5 次即可结束。若每日能坚持做冷热水交替洗浴,可使中年以后的男性精力充沛、性欲增强、减轻疲劳感。

(2)在入浴时,如用喷头将温水淋至阴茎根部周围,对于恢复阴茎韧带的疲劳和睾丸的生精能力也有很好的效果。因为,阴茎的勃起使支持阴茎的韧带和神经都相当疲劳,而温水刺激可使血液循环加快,能尽快恢复睾丸和阴茎的疲劳。并且,淋浴能对下身局部的穴位产生一定程度的刺激效果。

(3)不仅是阴茎根部,大腿根内侧的腹股沟也应是重点刺激的部位。因为腹股沟是向睾丸输送血液和神经经过的"交通要道",腹股沟的血液循环对男子的性功能至关重要。在淋浴时用温水刺激腹股沟,并可用两个手指从上向下抚摩腹股沟,对增强男子的性功能也很有益处。此外,下腹部还有一些重要穴位,如关元、气海穴等,用温水刺激,也能增强性功能。

男性勃起功能障碍患者热水坐浴和热敷会阴可产生什么效果

每天清洗下身似乎是女性特有的习惯,而男性若能勤洗下身同样是好处多多。男子勤洗下身除了可以避免和减少夫妻双方因不洁性交而感染多种生殖器疾患外,对治疗 ED 还有更多益处:

（1）通过热水的物理作用,能促进生殖器的血液循环,改善局部血液供应,以避免尿道逆行感染以及辅助治疗前列腺炎。

（2）ED 患者可在热水清洗后以热毛巾在生殖器两侧（腹股沟）至肛门两侧来回揉擦数十次,经常如此,会使阴茎勃起功能得到改善。

需要注意的是:无论用热水还是用药液,均应温度适当。擦洗应先上后下,由前到后,即先洗阴茎、阴囊部,后洗肛门部位,以免肛门周围的病菌污染生殖器使其发炎。最好养成每天或隔一天洗一次的好习惯。要备专用毛巾,并注意毛巾的清洁,经常把毛巾放在阳光下晾晒,以达到消毒的效果。

预防早泄应养成哪些好习惯

（1）建立美满、健康、和谐的家庭。夫妻之间相互体贴、配合,保持坦诚态度,出现问题后不相互责备,而是互相支持,共同面对。

（2）注意婚前性教育和性指导。掌握一些解剖及性生活知识，了解、掌握正确的性交方法和性反应过程。不宜过度节制性生活，性生活次数太少，不利于雄激素的释放。

（3）生活有规律，加强体育锻炼。跑步、打球、练气功等均有益于身心健康和精神调节。可在适当时候给自己放几天假，这也是很好的放松方法。

为什么热水坐浴也有益于前列腺炎

热水坐浴可使前列腺炎患者的患处局部温度增高、肌肉松弛、血管扩张、血液循环加快，促进局部严重渗出物的消散与吸收，并可以使患者感到温暖舒适，有助于缓解症状。因此，很多医师在诊治慢性前列腺炎时，常常会让患者在进行常规治疗的同时，进行适当的热水坐浴，甚至不进行任何特殊治疗而把热水坐浴作为治疗的唯一方法。

热水坐浴无须特殊设备，简单方便，患者在自己家里就可以进行。其具体方法是：在大盆里加入接近半盆的水，患

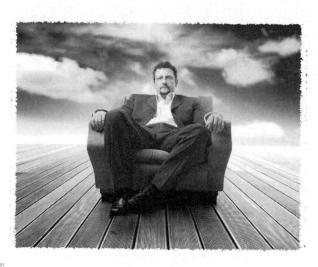

者排净大小便后，将臀部坐在盆里。一般水温要求在40～42℃，每次坐浴15～30分钟，中途可以加入热水以维持水的温度。每日坐浴1～2次，直到前列腺炎治愈为止。

运用坐浴法时，可选用具有清热理气、活血化瘀的中药煎汤，如用红藤、败酱草、虎杖各30克，三棱、乳香、没药、苏木各20克，王不留行、桃仁、川楝子、白芷各15克。属湿热型的前列腺炎者，还可加萆薢、白芷各30克，甘草5克。

经常踮脚尖对前列腺炎有什么益处

中国古代人早就认识到下肢血液循环的重要性，发明了相应的保健操，传统的八段锦中就有"背后七颠百病消"的踮脚运动。其方法是双足并拢着地，用力抬起脚跟，然后放松，重复20～30次。别看此方法简单，都非常有利于前列腺处的血液循环。踮起脚尖时，双侧小腿后部肌肉每次收缩时挤压出的血液量，大致相当于心脏每次的排血量。所以，当男性下棋、打牌、用电脑或久立不动时，最好每隔1小时左右做1次踮脚运动，可使下肢血液回流顺畅。男性解小便虽是小事，也不可马马虎虎。男性踮起脚尖小便，可起到强肾强精的效果。若男性患有慢性前列腺炎及前列腺肥大，小便时踮脚会有尿畅之感。倘若能在一天内做上五六次这样的踮脚尖运动，坚持几个月或半年左右的时间，便能达到很好的强精健肾的作用，也可缓解因长时间站立而导致的足跟痛。

踮脚走路就是足跟提起，完全用前脚掌走路。用此法行走百步，可以锻炼小腿后侧肌肉，有利于通畅足三阴经。足跟走路就是把足尖翘起来，完全用足跟走路，可锻炼小腿前侧肌肉，行走百步，可以疏通足三阳经。两者交替进行，可以祛病强身，对前列腺肿大有裨益。

前列腺炎患者怎样选择适合自己的座椅

男科医学专家认为,久坐不动会影响前列腺炎的痊愈。有些前列腺炎患者由于工作等原因,一天中大部分的时间都是坐着。在这种情况下,对座位的温度、软硬等就要有一定的要求。

(1)冷热要适中。前列腺对温度十分敏感,寒冷刺激可使盆底肌肉痉挛,诱发或加重前列腺炎。因此,前列腺炎患者最好坐在有布、海绵等铺垫的椅子上为宜。冬天在户外散步、锻炼时,最好随身带一块坐垫,不要累了就直接坐在冰冷的地方。

(2)软硬要适度。太硬的板凳会加大盆腔器官受挤压的程度,时间长了会引发盆底肌肉功能异常、前列腺充血,进而导致或加重前列腺炎。太软的沙发则会使男性的整个臀部都陷进去,加大了挤压力度,也会使前列腺充血。

长时间开车对前列腺炎患者会有什么影响

汽车司机易患前列腺炎,这大多是由于以下几种原因造成的:

(1)驾驶员长时间坐在座位上,精神高度集中,难以进行放松活动,这一姿势除了引起颈、肩、腰部肌肉酸痛外,也会压迫泌尿系统,影响其血液循环。

(2)驾驶员出车在外受环境影响大,发生感冒着凉及胃肠道炎症机会增多,容易导致泌尿系统感染并反复发作。

(3)驾驶员饮水少,经常憋尿,对泌尿系统是一种直接的不良刺激,也容易引起前列腺炎。

(4)驾驶员通常喜食辛辣食物,吸烟多,好饮酒,加之工作随意性大,不能按时休息,这都是影响并加重前列腺炎的因素。

据专家研究,连续驾车超过 2 小时就足以损害男性精子质量。因此在长途驾车时,应尽可能找时间把车停下来,下车散散步或找厕所小便,这样既可缓解前列腺受到的压迫,也有利于精子的质量。

为什么前列腺炎患者不宜久坐马桶

日常生活中,不少男性都有久坐马桶看书、看报的习惯。然而研究表明,久坐马桶是不良的卫生习惯,对男性生理健康影响颇大。

这是因为,排便动作是机体反射动作,是大脑与排便中枢协调参与的全身性动作。如果男性久坐马桶读书读报,会忽略便意,使全身的排便动作不协调,出现制止便意的感觉,从而使直肠对粪便压力刺激失去敏感性,造成排便困难,进而导致大便干燥,久而久之,会形成习惯性便秘。长期便秘,粪便压迫会造成前列腺血液运行受阻,会加重前列腺炎的症状。所以,前列腺炎患者如果养成久坐马桶的习惯,不但不利于治疗前列腺炎,还可能使已经痊愈的前列腺炎再次复发。

前列腺炎患者为什么不可长时间骑自行车

前列腺位于膀胱的后下方,它的位置刚好在人体盆腔的底部，靠近会阴的地方。骑自行车时，车座正好压迫到前列腺，会阴不断与座板发生摩擦，很容易引起前列腺肿胀充血。前列腺炎患者如骑自行车姿势不当、道路崎岖不平或长时间骑行，会因过度摩擦、撞击而刺激前列腺，使前列腺发生肿胀、充血或损伤，导致前列腺液排泄不畅，从而使前列腺炎加重。

很多前列腺炎患者在骑自行车后，会感到会阴部不适、酸胀麻木或疼痛，排尿时尿道痛，排尿困难，腰部酸痛等，就是由于前列腺长期处于充血状态，导致血流不畅，从而加重炎症。资料显示，职业自行车运动员的前列腺炎发病率高达40%以上。

已经患上慢性前列腺炎的患者应注意平时少骑车，防止因骑自行车而加重前列腺炎。并且最重要的是要调整好车座的位置，高低一定要适中，车座到踏脚链轮轴心的高度应是肩关节到指尖的长度。车座上最好是内衬海绵软垫座套，保持车座的柔软舒适。车座的前后部位尽量保持水平，或前部略低于后部。

连续骑车时间最好控制在 30 分钟以内。若路途较长，

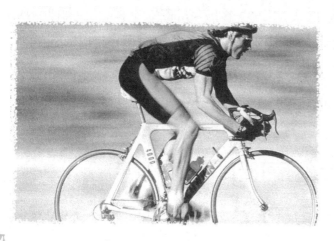

应在骑车途中适当停下来稍作休息，以缓解长时间处于压迫状态下的前列腺，促使血流通畅，避免慢性前列腺炎的发生或加重。一旦感觉到会阴部有

所不适,应立即暂停骑车,有条件者可以用温水坐浴,以此来加速局部的血液循环。

经常熬夜对前列腺炎患者有什么危害

偶尔熬夜后,一般前列腺炎患者不会感到有何不适,所以放松了警惕,这是因为人体具有很强的自我修复能力。但是,如果长期睡眠不足,就会加重前列腺炎的症状。这是因为:人体带来直接的损害,造成食欲减退、消化不良、免疫功能下降,引发或加重很多疾病,前列腺炎也会在此时加重。所以,长期睡眠不足已不单是缺乏睡眠的事,而是会加重包括前列腺炎在内的多种疾病的重要问题。其危害主要有以下几个方面:

(1)持续熬夜可造成免疫功能下降,使潜伏在人体内的病菌开始大量繁殖,从而诱发前列腺疾病。这也是引发该病最主要的原因。

(2)一些人在熬夜时所喝的大量浓茶、咖啡等饮料,都是危害前列腺的重要因素。

(3)大多数人熬夜时难免长时间保持坐姿,造成血液流通不畅,使会阴部前列腺充血,局部发生代谢物堆积,阻塞了前列腺腺管,令腺液排泄不畅,导致前列腺炎的复发。

(4)一些人熬夜时经常不自觉地憋尿,使膀胱充盈胀大,压迫前列腺,引起局部压力增大和血流不畅,加重前列腺疾病的症状。

前列腺增生患者日常生活中有哪八怕

一怕烟酒。前列腺增生（肥大）最怕烟和酒精刺激，刺激后易导致自主神经紊乱，引起尿潴留。

二怕受凉。良性前列腺增生要注意保暖。一旦会阴部受凉，前列腺的肿胀就会加重，导致排尿困难。

三怕生气。前列腺增生患者每次生气后，大都有排尿不顺的现象，不利于病情的康复。

四怕受伤。如长时间骑自行车等，会加重前列腺的充血、肿胀，导致憋尿却尿不出。

五怕辛辣。辛辣等刺激性食物会刺激前列腺肿胀加重。

六怕性刺激。停止性刺激，有利于前列腺增生的病情缓解。反之，则会导致雄激素分泌增加，刺激前列腺，使增生加重。

七怕感染。细菌或病毒感染可加重前列腺肿大，导致排尿困难。

八怕憋尿。一些前列腺增生患者由于开会、坐长途车等原因，有尿意也不好意思说出来，采取硬憋着的办法，结果很容易导致尿不出来。原因是憋尿影响了前列腺、膀胱颈的血流，加重了水肿，导致排尿障碍。

为什么吸烟、酗酒可使精子减少

吸烟对精子生成、成熟均有明显的影响。吸烟时间过长，会导致畸形精子过多，正常精子数量也不断减少，精子活动力也会减弱。每天吸 31 支烟以上者，产生形态异常精子的危险性几乎成倍增加。吸烟10年的人与吸烟时间较短者相比，精液的数目和活力都大幅下降。吸烟还能破坏精子的脱氧核糖核酸（DNA），将引起早产和出生缺陷。某些研究发现，吸烟男人育出的孩子患病的概率比较大。

虽然少量饮酒（日饮1小杯，约50毫升）能大大降低阳痿的风险，但经常酗酒会损伤生殖功能。另外，在大量喝酒后，男子的精液中有70%的精子发育不健康或活动力不强。医学研究证实：大量的酒精对精子和胎儿都有严重的损伤，其后代出现智力障碍和畸形的可能性比较大。所以，大量酗酒能直接对生殖系统产生作用，降低睾丸酮的生成速度，使雄激素减少、雌激素增加，而且还影响精子的生成速度、质量。

营养不良是怎样导致不育的

饮食的失衡会导致营养过剩和营养不良。营养不足，精液的成分必然会随之变化。因为精液本身就是由蛋白质、维生素等52种以上物质组成。只有摄取全面的营养素，精子才活得健康。相反，营养不足，精子会处于半饥饿状态，质量也大打折扣。

营养不良，尤其是维生素和微量元素的缺乏，常可造成精子生成的障碍。因此不育者适当补充一些维生素和微量元素是很有必要的。在营养成分中，以胆固醇、精氨酸和锌与生殖的关系最为密切。胆固醇是合成性激素的重要原料，在动物内脏中含量最高，适量地进食肝、肾、肠等内脏，既可调配膳食口味，又可增加性激素的原料。精氨酸是制造精子的原料,含精氨酸丰富的植物性食物有冻豆腐、豆腐皮、花生仁、大豆、芝麻、紫菜、豌豆、核桃等,含精氨酸丰富的动物性食物有鳝鱼、墨鱼和章鱼。锌缺乏会使睾丸萎缩,生理功能减退,含锌丰富的植物性食物有花生、核桃、燕麦等,含锌丰富的动物性食物有肝、蛋、鱼、肉、牡蛎等。要保持食物营养平衡,平时要养成不偏食的习惯,一旦发现某方面不足,要适时注意补充。

经常"跷二郎腿"为什么易导致不育

跷二郎腿是很多人不知不觉的习惯,觉得这样的姿势比较舒服。但根据专家介绍,经常跷二郎腿可影响男性生殖系统的健康,甚至可导致不育症。因为跷二郎腿时,两腿通常会夹得过紧,使大腿内侧及生殖器周围温度升高。这种高温导致阴囊温度升高,损伤精子。另外,一些男性习惯穿牛仔裤或透气性不好的服装,在闷热的季节容易导致阴囊部位温度升高,再跷二郎腿更容易升高阴囊温度,影响男性生殖健康。因此,男性最好选择棉制或透气性好的衣物。

男科病专家建议,男性要有意识控制跷二郎腿的习惯,两腿切忌距离过近。如果感觉大腿内侧或阴囊有汗渗出,要及时打开双腿,最好在通风处走一会儿,以尽快散热。长期坐着的人,最好保持正确坐姿。如果一时改不过来,跷腿的时间也不要过长,隔几分钟便应变换一种坐姿或站起来走动一下。虽然高温不适合男性生精器官,但只要不是长期处于高温环境下,也不必过分担心。

经常洗桑拿为什么易导致不育

　　睾丸是产生精子的器官，在生精的过程中需要相对的低温环境，阴囊通过表面的大量汗腺与皮脂腺对阴囊温度的调节，使睾丸始终处于35℃左右的环境，精子才能正常发育。蒸桑拿虽是一种享受，但桑拿室的温度多高达60~70℃，男性经常在这样的环境里，容易出现死精、弱精等病症，而死精、弱精正是引起男子不育症的主要原因之一。

　　科学家做过这样一个试验，对爱好洗蒸汽浴的男子，反复观察他们的精子数量和质量，结果发现多次洗蒸汽浴后，他们的精子数量减少、精子活力也有所减弱，未成熟精子和畸形精子的数量也会增加。科学家同时也观察了一部分爱好洗热水浴男士的精子质量变化，结果发现每周泡热水浴3~4次，水温在40℃以上者，其精子头部畸形和不成熟精子的数量均有明显增加，由此可见，阴囊温度对精子质量可以产生直接影响。据资料显示，桑拿浴的发源地荷兰以及桑拿浴盛行的日本，男性不育的比例就很高。

　　有人认为，只要离开桑拿室，男性就能恢复元气，正常产生精子。其实，高温环境对于精子的伤害是不可逆的，一旦造成伤害就很难恢复。所以，未生育的男性忌频繁蒸桑拿，尤其是正处于生殖器官发育关键阶段的少年时期。

常穿紧身衣裤为什么易造成男性不育症

　　男性身穿紧身衣裤，会使阴囊被固定于紧靠腹腔的位置，因而阴囊调节温度的功能会受到限制；同时，如果睾丸一直靠近温暖的腹腔,腹腔温度高于睾丸功能正常发挥所需的温度,将造成生精功能障碍,导致不育。

经常穿牛仔裤,也会使局部温度过高,可能导致精子数量与质量下降。因此,男性不宜常穿牛仔裤,尤其是在夏天及气候湿度较高时更应避免穿着。

如果坚持要穿牛仔裤,也要认真挑选。首先在试穿时,可在扣好扣子后,把膝盖往上抬一下,看看是否舒适,不要选择感觉紧绷的牛仔裤。其次,牛仔裤布料的弹性、透气性也要好,不妨选择加莱卡的布料,既贴合身材又较为舒适。第三,在试穿时,蹲下并从镜子里观察自己的背后,如果臀部露出大半或腹部出现3条以上横肉,就说明该牛仔裤的裤腰太低或尺码太小。最后,不要常穿,应多备些宽松的棉质裤子替换着穿。

常穿化纤内裤为什么易导致男性不育

近年来,患有精液不液化、少精子症、性功能障碍等男科疾病的患者数量有逐年上升趋势。男科疾病专家经过研究发现,其中一部分人的病因竟然是由于经常穿着化纤内裤。化纤内裤会在阴茎组织内产生静电场,会使男性性功能减退。

经常穿着纯化纤内裤、半棉半化纤混纺内裤同穿着纯棉内裤的男性做比较,可以发现他们睾丸温度及血浆激素水平有显著差异。在穿着纯化纤内裤的男性中,有36%的人到第14个月时精子数量明显减少;在穿着混纺内裤的男性中,有9%的人到第10个月时患少精子症;而穿着纯棉内裤的男性的精液质量无任何改变。有精液改变的男性一般在脱去化纤内裤4~8个月后可恢复正常。化纤内裤有暂时抑制精子生成的作用。

为了自己的身体健康,请你赶快打开衣柜检查一下,将化纤、混纺质地的内裤统统扔掉,全部换成纯棉内裤,不要让小小的内裤影响自己的性健康。

男性不育症患者为什么应远离电磁辐射

长期受到电磁辐射,会导致男性的生殖细胞活动能力降低和精子数量减少。与女性相比,男性尤其要注意远离电磁辐射,因为男性的染色体比女性脆弱,男性生殖细胞和精子对电磁辐射更为敏感。因此,男性应尽量减少与电磁波接触的机会,即使接触也要尽量保持距辐射源半米以上。

长期处在磁场超过1毫高斯(磁感应强度单位)的地方,就会受到辐射污染,而很多运行的电器的磁场远远高于这个数字。小型电取暖器的磁场高达200毫高斯。冰箱后侧或下方的散热管线的磁场高出前方几十倍甚至几百倍(冰箱前1~9毫高斯,后方正中央高达300毫高斯)。液晶显示器辐射相当小,但电脑主机前方磁场可超过4毫高斯,越靠后面磁场越高,包括电脑桌下方的电线及变压器。带变压器的低压电源(如手机充电器、便携式单放机)磁场高达300毫高斯以上,不过距离30厘米远处只有不到1毫高斯。

与其他家电不同的是,微波炉即使仅是通电而没有使用,前方按键的磁场仍高达30~60毫高斯,使用时的磁场则超过200毫高斯。泄漏的微波对男性生殖系统的伤害尤其大。

经常携带和使用手机会使男性的精子数目减少近30%,

余下精子也会出现不正常的活动。把手机系在腰带上或放在裤袋中对男性损伤最大。由于手机在待机时会跟最近的基站保持联络，所以手机在待机状态对男性也可造成损害。因此，男性应尽量少用手机，更不宜随身携带手机。

远离尾气、油烟对男性不育症患者有什么必要

男科疾病专家表示，汽车尾气污染也是造成男性不育的原因之一。研究结果显示，男性每天暴露在汽车废气环境中6小时，精子活动能力就会大大下降，影响生育能力。而汽车尾气中的一氧化氮和铅最容易破坏精子质量，尾气中的一些重金属（如铅、汞、镉等），也是男性生精的大敌。

医学研究者还发现，厨房油烟中含有的74种化学物质能使细胞发生突变，导致不育，成为"精子杀手"新"罪证"。研究人员发现，喂服了厨房排油烟机油杯中的冷凝油的果蝇进行观察，发现其细胞染色体的突变率为0.54%，并有2.8%的果蝇不育，这表明其生殖系统受到明显破坏。因此，男性如果长期处在油烟较多的地方，患不育症的概率就会较大。

可乐饮料是否会损害男性的生育能力

医学专家最新研究公布：男子饮用可乐饮料，精子会直接遭到杀伤，从而影响男子的生殖能力。若受伤的精子与卵子结合，可能会导致胎儿畸形，或先天性不足。

有人对可乐饮料的杀精作用提出质疑，但可乐饮料对孕妇及婴幼儿的影响是肯定的。因为多数可乐饮料中都含有较

高成分的咖啡因，在孕妇体内，咖啡因很容易通过胎盘的吸收进入胎儿体内，会危及胎儿的大脑、心脏等器官，使胎儿造成畸形或先天性疾病。

因此，男性健康专家建议，新婚夫妇以及想要孩子的夫妻们，除了须戒烟酒外，最好还是少饮用可乐饮料。

男性生育能力和哪些生活习惯、环境有关

据统计，在已婚不育夫妇中，由男性身体原因造成的不育约占全部不育夫妇的49%。近年来的研究资料显示，某些不良的生活习惯或环境也可导致男性不育。

（1）烛光晚餐。蜡烛（特别是带香味的蜡烛）会释放出铅、汞等有害微粒，妨碍睾丸合成雄性激素及精子。

（2）快餐。快餐中含有很多大豆制品，长期大量摄入会增加男性体内的雌性激素，从而诱发男性生殖问题。

（3）饮水少。虽然科学家还没有完全弄清缺水如何影响男性生殖健康，但是爱喝水的男性生殖能力更强。

（4）暴食。当男性暴食的时候，精子的质量便会受到损害。

（5）咖啡。咖啡也会损伤男性精子，令精子不活跃，因此建议男性尽量少喝咖啡。

（6）海鲜。海洋正日益受到工业污染，所以海鲜中过多的汞对生殖系统有害。

（7）氧吧。育龄男子吸入过量的氧气，会伤及睾丸及精细胞的代谢。

（8）女性化妆品。女性化妆品中含有一定的雌激素，如男性长期使用，会对男性生殖健康产生损害。

（9）笔记本电脑。笔记本电脑工作时散发的热量会抑制精子的产生。

（10）噪声。近年来，一些专家提出，环境中存在着像激素一样影响人体内分泌功能的化学物质，噪声就是其中一种。

频繁手淫易产生哪些不良影响

部分青年男性有频繁手淫的习惯，由于手淫不是自然的性交方式，长期手淫容易造成以下不良影响：

（1）早泄。由于手淫方式和正常性交有较大差别，习惯了较为宽松、射精较易出现的手淫方式后，容易在正常的性交中因性器官的紧密接触、刺激较大而出现早泄。这种情况最常见于用手握、挤压方法进行手淫的男子。

（2）男性勃起功能障碍（ED）。由于手淫不需要阴茎有满意的勃起就可以进行，如果习惯了阴茎勃起不全时进行手淫，正常的阴茎勃起系统就会习惯这种性行为方式，在正常性交时不能有满意的勃起，不能插入阴道进行性交，从而出现 ED。另外，这种习惯还会加重患者的心理负担，进一步加重 ED。

（3）不射精。不射精常见于以刺激龟头黏膜进行手淫射精的人。由于龟头黏膜神经较为敏感，当习惯以摩擦的方式刺激龟头黏膜进行手淫、射精后，随着时间的推移，龟头黏膜的神经敏感性渐渐减低，最后发展到需要强烈的刺激才能射精。由于正常性交无法提供手淫时强烈的摩擦，会出现不射精现象。

（4）慢性前列腺炎。性兴奋时，前列腺会处于充血状态，使生殖器血流瘀积。频繁充血，有利于细菌生长。而细菌产生的各种毒素会损伤局部组织，导致体内的自由基增加，又加重损伤，形成恶性循环。此外，前列腺有坚韧的包膜，如果腺管常被病原体和坏死组织堵塞，药物很难进入病灶，病灶内的毒素和病原体又不能出来，从而导致前列腺炎难治愈、易反复。

男科病的治疗与调养

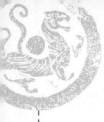
男科疾病患者的健身运动

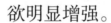

男科病的治疗与调养

性欲低下者为什么应加强运动

作为性生活的主导一方，男人是否拥有充沛的体力和灵活的动作，显得尤其重要。因此，已婚男人一定保证有规律、适量的运动。只要每周运动 2～4 次，每次持续时间在 30～45 分钟，运动心率控制在 100～124 次／分，就会大大地改善性生活的质量，不仅可以减少阳痿的发生，而且可使性欲明显增强。

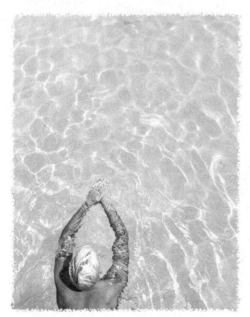

研究表明，适量的健身运动可调节人体自主神经的功能，改善内分泌系统，促使脑垂体分泌激素的功能得到明显的提高，从而使体内雄性激素、睾丸酮含量增多，性欲大大增强，所以给人们的性爱愉悦带来很大的帮助。

人们将参加运动和不参加运动的两组已婚男人作了

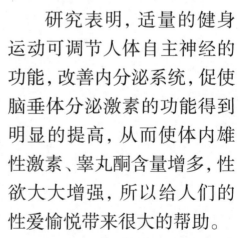

对比，发现每周进行 2 次运动的男性，在性生活中所获得的快感比不参加任何运动的男性要高很多。其中 80% 经常运动的男性表示，每周 2～3 次运动锻炼后，自身的控制能力也大大加强，性生活方面的自信心大增，性行为变得更加积极。运动可以增强腹部、臀部的肌肉弹性，做爱时比以前更加容易使女方达到高潮。由于可以更加自如地控制力量与速度，自身的性快感时间也明显延长，对增进夫妻之间的感情非常有益。

哪 8 种运动有助于提高性能力

（1）跑步。66% 热爱跑步的男性表示，跑步让他们的性生活更美满。

（2）滑冰。有助于提高肺活量，这可是男人在性生活中很需要的。

（3）游泳。蛙泳和蝶泳因为充分运用大腿及骨盆肌肉，最适合多练习。除了可以让男性腹部肌肉结实性感，提高性能力，还可以预防前列腺炎、前列腺增生、早泄等病症。

（4）骑马。锻炼身体的敏捷性与协调性，尤其可以使男性的腿部肌肉结实有硬度，使男人在性爱中更勇猛有力。但这项运动对前列腺摩擦较大，不适宜长时间进行。

（5）网球。研究显示，打网球有助于改善内分泌系统，促使脑垂体分泌激素，提高性欲和性满意度。

（6）瑜伽。瑜伽中的许多动作能促进脑部供血，帮助脑垂体、甲状腺及性腺正常运行，保持激素分泌平衡。

（7）普拉提。很多普拉提练习者都明显感觉练习后性能力得到加强，这得益于普拉提练习中强调身体的控制能力。普拉提是全身塑形运动，能够改善身体线条，增加自信和身体柔韧度。

（8）舞蹈。不管是哪一舞蹈，都比较重视扭动腰胯的动作，这对强化腰腹部力量，增强前列腺的活力很有帮助。

阳痿患者宜经常进行哪些体育锻炼

体育锻炼不仅对人的心脏有益，而且也有益于提高人的性能力。锻炼可以预防阳痿，其机制与锻炼预防心脏病的机制相同。阳痿和心脏病都是机体的某个器官血流不足所导致的，而锻炼有助于保持血管的通畅。而且，在某些阳痿患者身上，这很可能是心血管疾病的早期警告信号，因为阴茎比心脏对血流的减少更敏感。

研究人员跟踪调查了600名起初没有阳痿的中年男性，观察这些男性生活方式中与阳痿有关的因素，如吸烟、酗酒、运动过少和肥胖等。研究人员发现，一直活跃于锻炼场上或在研究期间开始进行锻炼的人，患阳痿的危险都很小。也就是说，男性即使到了中年才开始锻炼，也能降低患上阳痿的危险。

所以，经常适度地锻炼不但能强身健体，还能对男性性功能起到保健作用。

可增强性功能的气功怎样做

经常练习气功可使男性精力充沛，元气充足，明显改善男性性功能,辅助治疗各种性功能障碍。下面介绍一种练精功,主治性功能障碍、性神经衰弱、遗精、滑精等,如能经常练习,对增强性功能有很大的帮助。

（1）选择一个无人打扰的地方,仰面坐于椅子或沙发上,上身向后倾斜 35°～45°,头部正直,颈部勿偏斜,头后放一个较轻薄的枕头,使下颏稍内收,膝关节弯曲约 120°,两脚分开与肩同宽,平放于地面上,松肩垂臂,两手相握置于小腹前方。

（2）呼吸平静均匀。初练时,先自然呼吸,然后改用腹式呼吸,但不强加任何意识。锻炼一段时间后,改用深呼吸,吸气时胸腹均隆起,逐渐达到深长、静细、均匀的程度。

（3）排除杂念,意守下丹田（脐下 3 寸,气海穴至关元穴之间）,双目内视,平心静气,逐渐达到入静时外音不能扰耳。当产生杂念时,急叩齿 3 声,心自平静,继续入静。

（4）练功时,某些患者阴茎勃起,甚至出现滑精,应立即改用逆呼吸法调理,以紧缩精关,防止遗失。具体做法是：吸气时胸部扩张,腹部内收；呼气时胸部内收,腹部扩张；同时紧缩肛门、搅舌、咽下口中津液 3 口。

（5）练功结束后,慢慢睁眼,两目远视,开口抬手,伸缩手足,离坐散步。

练习练精功时,为事半功倍,须做到以下 9 点：① 松静自如；② 意气相随；③ 练养结合；④ 循序渐进；⑤ 固定功法,强度适宜；⑥ 环境安静,空气清新；⑦ 练功前宽衣松带；⑧ 练功时摆脱烦恼,心情舒畅；⑨ 练功前避免剧烈运动。

增强性功能的夫妻床上运动操怎样做

如今，处于亚健康的状态的男性越来越多，性能力也随之每况愈下。在平时闲暇时，男性可以请妻子帮助做一些简单的运动，来促进气血运行，提高性能力。

（1）男方取坐姿，女方协助男方转动头部5分钟。这种方法可促进椎底动脉供血，使颈部肌肉、大脑放松，通过运动适度刺激脊髓，激发神经功能活跃。

（2）男方取坐姿，女方协助男方左右扭转上身，并且尽量将双肩向后牵引。来回扭转上身，可放松腰肌，促进气血运行。

（3）男方俯卧，女方用指压法按摩其头后两侧的颈窝部。头后两侧的颈窝部是手少阳、阳维经络交会的风池穴所在，按摩风池穴能通经活络，清脑明目，对缓解精神压力很有帮助。

（4）男方俯卧，女方用指压法按摩男方骶尾部，同时，男方两足向上抬起，可以刺激勃起反射系统。很多重要的穴位密集分布在人体骶尾部，用指压法加以按摩，对男性的性反射神经有一定帮助。男方两足向上抬起，锻炼腰背部肌肉，可预防性生活后的腰膝酸软现象。

（5）男方仰卧床上，两足心相对合拢，两腿屈膝外展，女方协助其尽量将双膝靠近床面。经常练习，可有效刺激勃起中枢神经，还可消除男方的紧张情绪，对治疗心理性ED有很好疗效。

此外，也可以每天练习提肛，从每天几十次逐渐增加到每天200次，男女均可，能锻炼会阴部肌肉，增强性能力。

哪些健身法有益于治疗早泄

男人身体上与性生活密切相关的肌肉主要有3块：括约肌、提肌和勃起肌。以下这套健身法就是强化这些肌肉的功能，提高这3块肌肉的控制力，从而有效治疗早泄。

（1）坐于地毯上，双足掌心相对，两手放松放于两侧，向前弯腰，同时收紧肛门括约肌；再放松括约肌，上身向后抬起，恢复到开始时的坐姿。

（2）用腹式呼吸法深吸气，小腹逐渐鼓起时，收紧会阴部肌肉；再慢慢呼气，放松会阴部肌肉，此为1次。如身体情况允许，可连续做50次。

（3）小便时，收缩尿道的括约肌，使小便暂时停止5秒，再放松尿道括约肌，使尿液流出。如此反复做，不超过5次。收缩尿道的括约肌时，两脚跟提起，前脚掌着地，效果更好。

（4）两腿半蹲，成马步，缓缓向左转腰，用意念想象腰部肌肉力量在增强，再向右转。反复做，至感觉疲乏为止。

此外，不要在小便前、性生活前、睡觉前、饭前或饭后练习，以免引起身体不适。初练者往往不能单独控制这3块肌肉中的某一块，往往一起收缩、一起放松，坚持练习一段时间就会有收获。

怎样做有助于治疗早泄的捶按健身操

"生命在于运动"，通过运动养肾、强肾，是值得提倡的积极措施。以下为几种简单易学的有助于治疗早泄的运动方法：

（1）腰部按摩法。① 两掌对搓至手心发热，分别放至腰两旁，上下按摩，至有热感为止。早晚各一遍，每遍约200次，可补肾纳气。② 两手握拳，手臂后伸，用拇指关节画圈按摩腰眼，逐渐用力，直至有酸胀感为止，早、中、晚各一次。

（2）脚心按摩法。每日睡前用温水泡脚，待干后，左脚放在右膝上，左手握左脚趾，尽力往外扳，再将两手互相擦热后，右手心按摩左脚心 . 然后换右脚按此法重做，每次约100下，以搓热双脚为宜。此法有强肾、滋阴、降火之功效。

（3）刺激腰椎法。身体直立，两足分开与肩同宽，双手拇指紧按第2腰椎两侧、第3腰椎两侧，每次约5分钟，每日数次。本法可促进性腺的内分泌功能，提高性反应能力。

（4）捶腰背法。双手握拳，用拳的虎口部敲击腰部脊柱的两侧。通过对背部穴位的刺激，可达到疏通经脉、调和脏腑气血之目的。

哪4种运动可提高性欲

据报道，从事有氧运动的男性中，40%的人更易激起性欲，31%的人性行为更为频繁，20%的人感到更容易达到性高潮。下面推荐4种治疗性欲低下的运动。

（1）排球。在打排球的过程中，对臀部肌肉和腹部肌肉的锻炼效果尤为明显，可以提高身体的灵敏性和协调性。而性生活是夫妻之间互相配合、同步进行的运动，身体灵敏度和适应度的提升，能让男性感受更多的性生活的乐趣。

（2）太极拳。练习太极拳时，运用意念引导使思想集中，有助于消除紧张情绪，使精神和肉体同时得到放松，对神经系统的兴奋和抑制能达到有效的调节作用。男性如果坚持练习太极拳,在性生活时,便可以更好、更自如地控制自己的身体和情绪。

(3)跑步。跑步能产生大量的儿茶酚胺物质,提高人对刺激的敏感性,更有助于达到性高潮。这项运动非常适合儿茶酚胺的分泌量很低的更年期男性。

(4)瑜伽。练习瑜伽时,在抻拉肌肉与韧带的过程中,可最大限度地反复体会身体紧张、精神放松的宁静与舒适,可以极大地提高男性的性能力,有利于男性在性生活中更充分地体会快感,达到性高潮。

剧烈运动为什么对前列腺患者不合适

很多男性都知道,前列腺患者忌久坐,宜锻炼,于是就经常挥汗如雨地拼命运动。殊不知,剧烈运动也会造成前列腺的充血、水肿,使不适的症状加重。因此,运动量的大小和运动强度都要适度,最好每天坚持半小时左右。运动强度按自己的习惯、年龄和身体条件来调节,不要过于剧烈,不宜做竞技类体育运动,如快跑等。

运动的项目除了根据自己的兴趣和爱好选择外,也要考虑到是否会加重疾病。尽量选择温和的运动,像散步、慢跑、做体操等,通过腹部、会阴和臀部肌肉的运动,可以促进前列腺局部的血液和淋巴循环,有利于局部炎症的消退和吸收。而长时间的骑跨运动,如骑自行车、摩托车、骑马、赛车等,会使会阴、尿道和前列腺直接受到压迫,可能造成前列腺局部充血,前列腺液排出受阻,使病情加重。

患者除了参加适当的体育运动促进炎症的消退外,还要积极配合医师进行综合治疗。

怎样做有益于前列腺患者的腰部健身法

经常进行腰部锻炼,不但有助于增进手臂及腰背的撑力,提高身体的柔韧性,还可以提高前列腺的机体功能,是男性朋友强身健体,改善前列腺功能的方法。以下这组简单的运动,既有助于增进手臂及腰背支撑力,又可提高身体的柔韧性,还有利于前列腺的健康,平日在床上或地面都可进行。

(1)俯卧舒展。面向床或地面俯卧,并将身体伸直躺下,头部轻微抬起,双臂向前伸展,双脚向后伸展,每次伸展动作维持 10～15 秒,然后慢慢放松。

(2)猫姿伸展。顾名思义,这套动作形如猫儿伸展。接上一动作,首先,双臂向前伸展,手掌触地,然后将膝盖以上的身体向后拉至臀部接触脚跟,双腿如跪在地上,双膝贴地,臀部贴脚跟,尽量舒展手臂、肩膀和背部,动作维持 10～15 秒,然后慢慢放松,再重复整个动作。

(3)弯腰俯卧撑。姿势与普通的俯卧撑相似,不同的是膝盖触地。双臂稍微分开,双手距离比肩略宽,支持地面,然后双臂做俯卧撑动作。注意维持腰部成稍微弯曲的姿势,每次动作维持 10 秒,然后重新再做 1 次,切记不要逞强,以免受伤。

慢跑对前列腺有什么益处

男性健康专家认为，如果找到合适的运动方式，不仅能够提高男性的抗病能力，还能锻炼到某些平常不易被重视到的器官，比如前列腺。而对于男性来说，跑步可以称得上是一种最好的锻炼前列腺的方法。

前列腺位于盆腔底部，上方是膀胱，下方是尿道，前方是耻骨，后方是直肠，位置非常隐蔽。前列腺的上下左右是由许多韧带和筋膜固定的，这使得它的位置相对稳定。跑步时，盆腔底部的肌肉有节奏地一张一弛，使得前列腺及周围器官和组织的血液活跃起来。同时，腹腔内脏器有规律、有力度地对前列腺造成冲击，相当于按摩前列腺。

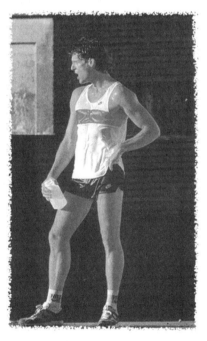

前列腺内部的血液循环是通过许多细小的静脉流入髂内静脉，回流阻力很大。剧烈运动会造成前列腺充血、水肿。所以，跑步不能过分强调快跑，要根据自身的体重、体力及健康状况，控制跑步的速度、时间和距离，以慢跑或中速跑为宜。

锻炼时要注意配合缓而深的呼吸，双臂摆动，大步前进，才能收到更好的效果。

遗精过频者应常做哪些动作

运动能减弱睡眠时大脑皮质的兴奋性，增加人体对低级神经中枢的控制，从而避免遗精。具体锻炼方式有：

（1）仰卧起坐。两手在头后十指交叉抱头，做仰卧起坐，通过锻炼腹部肌肉和盆腔组织，能提高内部器官功能，缓解遗精状况。

（2）提肛锻炼。提肛锻炼可增强射精管平滑肌的控制能力。应每天收缩肛门 5 分钟，临睡前做效果更好。

（3）固精按摩。仰卧位，两手重叠置于肚脐上，依次进行顺时针和逆时针按摩多次，然后从心口向下推按到耻骨联合处多次。此法能达到固精健身的目的。

此外，频繁遗精时还应保持性器官卫生，每晚临睡前用冷水冲洗阴囊，以降低性神经的兴奋性。

男科病的
日常饮食调养

男性性功能障碍的饮食调养原则应以多补充蛋白质和各种微量元素为主，同时适当补充多种维生素。

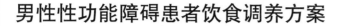

男性性功能障碍患者饮食调养方案

饮食调养原则

男性性功能障碍的饮食调养原则应以多补充蛋白质和各种微量元素为主,同时适当补充多种维生素。

(1)多吃植物种子。植物种子有增强性欲的作用,例如南瓜子、芝麻、核桃仁、葵花子、花生、玉米、甜杏仁、咖啡豆等。

(2)摄取含有维生素 E 的食物。含有维生素 E 的食物有芝麻油、核桃油、大豆油、菜籽油、花生油、玉米油,以及小麦胚芽和小米。这些食物被称为"性衰退的预防剂"。

(3)多吃含有微量元素碘、锌、锰、硒的食物。碘被称为"性欲活力剂",含有碘的食物有海带、海藻、紫菜。锌能促进性器官发育,使精子成熟,精液增多。含有锌的食物有牡蛎、鲍鱼、泥鳅、鳝鱼、动物睾丸及内脏。锰能防止性器官萎缩、老化。含有锰的食物有蚌肉、小麦胚芽、辣椒、胡椒等。硒被称为"生精元素",含有硒的食物有海参、海贝、淡菜、蘑菇等。中医认为性功能障碍(特别是阳痿)主要是由肾虚引起,含有上述微量元素的食物多能补肾虚、防阳痿。

(4)多吃食物中属于热性的食物,如羊肉、鹿肉、驴肉,以及蔬菜中的韭菜、青椒、菌类等。

宜吃的各类食品

(1)黑豆。味甘性平,有补肾强身、活血利尿的功效,适

男科病的治疗与调养

宜肾虚者食用。

（2）鸡蛋。鸡蛋是人体性功能的营养载体，是性生活后恢复元气最好的"还原剂"。我国民间流传着新婚晚餐煎鸡蛋的习俗。新婚夫妇性生活频繁，体力消耗较大，补食鸡蛋有助于迅速恢复体力。

（3）淡菜。含丰富的蛋白质、碘、B 族维生素及锌、铁、钙、磷等微量元素。其性温，有温肾固精、益气补虚之功效。适宜虚劳羸瘦、盗汗、阳痿、腰痛等男性性功能障碍患者食用。男子常食可强壮身体，增强性能力。

（4）韭菜。韭菜因温补肝肾、助阳固精作用突出，所以在药典上有"起阳草"之名。韭菜籽可激发性欲，有固精、助阳、补肾虚等作用，适用于阳痿、遗精、多尿等症。

（5）驴肉。驴肉味道鲜美，是一种高蛋白、低脂肪、低胆固醇的肉类。驴肉性味甘凉，有补气养血、滋阴壮阳、安神去烦的功效。驴肾味甘，性温，有益肾壮阳、强筋壮骨的功效，可治疗阳痿不举、腰膝酸软等症。

（6）鹌鹑肉。鹌鹑肉不仅味道鲜美、营养丰富，还含有卵磷脂、激素、多种矿物质和人体必需的氨基酸。中医学认为，鹌鹑肉可补五脏、益精血、温肾助阳，男子经常食用鹌鹑肉可增强性功能。

（7）鸽子肉。白鸽的繁殖力很强，雌雄交配很频繁。这是由于白鸽的性激素分泌特别旺盛所致，所以人们把白鸽作为扶助阳气的强身妙品，具有补益肾气、强壮性功能的作用。

（8）动物肾脏。食用动物肾脏具有补肾益精的作用，是中医学"以脏养脏"理论的具体体现。

（9）虾。虾味甘、咸，性温，有益肾、壮阳、填精的功效。

凡久病体虚、气短乏力、不思饮食者，都可将其作为滋补食品。经常食用，具有强身壮阳的作用。

（10）牡蛎。牡蛎含有丰富的锌元素及铁、磷、钙、优质蛋白质、碳水化合物等多种营养素。其味咸，性微寒，有滋阴壮阳、补肾涩精的功效。男子常食牡蛎可提高性功能及精子的质量。

（11）海参。富含锰、硒、碘、锌等微量元素。可补肾益精、除湿壮阳，能参与调节代谢，降低血脂。

（12）泥鳅。含优质蛋白质、维生素 A、维生素 B_1、烟酸、铁、磷、钙等营养成分。具有补中益气、益肾助阳、暖脾胃、止虚汗之功效。适宜由肾虚引起的阳痿患者食用。

（13）蜂王浆。蜂王浆中的天门冬氨酸是助"性"的主要物质。它含有促进发育、提高性功能、刺激生殖能力、增强机体免疫力的有效成分，对于因体弱、早衰而性功能有所减退者，尤为适用。

（14）枸杞子。中医学认为，枸杞子味甘，性平，有滋补肝肾、益精明目、和血润燥、泽肤养颜等功效，是提高男女性功能的健康良药，可用于治疗肝肾阴虚、头晕目眩、遗精阳痿、面色暗黄、腰膝酸软、阴虚劳嗽等症。

（15）芡实。含有钙、铁、磷等营养成分。具有滋养强壮、补中益气、固肾养精之功效。

（16）松子。松子是重要的壮阳食品。松子仁中含有较多不饱和脂肪酸、优质蛋白质、多种维生素和矿物质。经常食用有强身健体、提高机体免疫功能、延缓衰老、消除皮肤皱纹、润肤美容、增强性功能等作用，对食欲不振、疲劳感强、遗精、盗汗、多梦、体虚、缺乏勃起力度等症有较好的疗效。

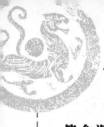

饮食误区与禁忌

（1）进食过饱。一些性功能障碍者认为性功能出现问题，是因为身体缺乏营养。于是拼命进食以补充营养，但长期吃得过饱，身体就会发福，而肥胖的人常常是心有余而力不足。所以性功能障碍患者不宜吃得过饱。

（2）拒绝吃高胆固醇食物。许多性功能障碍患者因为某些原因，而拒绝吃一些高胆固醇的食物。但性激素的合成恰恰需要胆固醇，所以适量地食用含胆固醇高的动物肝、肾、睾丸等食物是必需的。

（3）拒绝吃辛辣刺激性的食物。辛辣刺激性的食物（如辣椒、胡椒、咖啡）含锰较多，能激发性欲，所以适当地食用辛辣刺激性的食物是很有必要的。

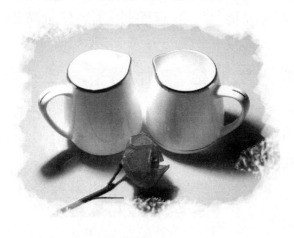

（4）忌食过分寒凉的食品，如冰镇饮料等。因为寒凉败胃，影响消化吸收；寒凉使血管收缩，易导致勃起功能障碍。

（5）忌饮酒。饮酒过多，乙醇（酒精）会杀死精子，还会使雄激素分泌减少。

（6）忌滥吃壮阳的化学药物和激素药，因这些药物会损伤肝肾和抑制自身性激素的分泌。

调养食谱

1. 调养粥汤

◈ 枸杞红糖小米粥

用料：小米 350 克，枸杞子 50 克，红糖 50 克。

制法：小米淘洗干净；枸杞子洗净、泡软。锅置于火上，加入适量清水。将小米、枸杞子一同放入，武火烧沸后改用文火熬煮，直至米烂汁稠后，加入红糖即可食用。

功效：含有蛋白质、脂肪、B 族维生素、膳食纤维、胡萝卜素等。适宜肝肾阴虚、遗精阳痿者食用。

◈ 菟丝子牛鞭汤

用料：牛鞭 1 条，菟丝子 15 克，料酒、葱、精盐、鸡精各适量。

制法：自然风干的牛鞭，用凉水浸泡 24 小时，切成片，与菟丝子一同放入砂锅内，加清水适量，加料酒、葱、鸡精，武火煮沸，改文火煎煮至肉熟烂，加精盐、鸡精调味即可。

功效：含有蛋白质、脂肪、钠、钙、钾、硒等营养成分。有补肝肾、强筋骨、壮阳的功效。适宜肾虚阳痿等患者食用。

◈ 金樱鲫鱼汤

用料：金樱子 30 克，鲫鱼 250 克，香油、精盐各适量。

制法：鲫鱼去鳞，去内脏，洗净。砂锅置火上，加适量清水，加入鲫鱼、金樱子，武火煮沸后，改文火煮熟，加香油、精盐调味即可。

功效:含有蛋白质、维生素 B_2、钙、镁、磷等成分。有补肾固精、利尿消肿的作用。适宜肾气不固而致遗精、滑精等症。

2. 调养主食

◈ 松子枣泥糕

用料:细糯米粉 700 克,细粳米粉 500 克,红枣 750 克,干豆沙 300 克,松子仁 50 克,猪板油丁 250 克,白糖 850 克,熟猪油 150 克。

制法:红枣洗净,放盆内,加适量清水,上笼蒸烂,取出后去皮出核,碾成枣泥(枣汤待用);将枣泥、枣汤、干豆沙、白糖、熟猪油倒锅中熬至溶化,离火稍凉。将细糯米粉和细粳米粉倒盆中拌匀,加汤和匀,再加入猪板油丁,和匀后摊于抹过熟猪油的瓷盘内,上撒松子仁,上笼用武火蒸 45 分钟,至筷触不黏出锅,冷却后切菱形块即可食用。

功效:含有不饱和脂肪酸、优质蛋白质、多种维生素和矿物质。因松子仁为重要的壮阳食品,适宜遗精、盗汗、体虚、缺乏勃起力度等症者食用。

3. 调养菜谱

◈ 白菜粉丝炖驴肉

用料:白菜 350 克,粉丝 300 克,熟驴肉 500 克,鸡汤、精盐、料酒、鸡精各适量。

制法:白菜洗净;熟驴肉切成片。将白菜、粉丝焯水后垫在砂锅底，驴肉放在上面，加入鸡汤、料酒炖至驴肉酥烂后，加精盐、鸡精调味即可。

功效：含有蛋白质、胡萝卜素、膳食纤维、磷、锌、锰、硒等营养成分。适宜阳痿不举、腰膝酸软者食物。

◈ 牡蛎煎蛋

用料：牡蛎（鲜）300 克，鸭蛋 100 克，植物油 50 毫升，小麦面粉 35 克，甘薯粉 15 克，精盐、鸡精、胡椒粉、葱、甜面酱、辣椒酱各适量。

制法：牡蛎洗净，拌上甘薯粉、精盐、胡椒粉，轻轻抓匀，注意别把牡蛎弄破；鸭蛋打入碗中，加精盐、鸡精、面粉，打散，直到蛋浆起泡。锅置火上，注油烧到七分热，再倒入牡蛎，先以武火煎成型，再以文火煎至两面金黄的饼状，撒上葱粒，用文火稍焖一下，然后将蛋液均匀倒在锅里，用中火或武火将两面煎熟至酥脆。食用时以甜面酱、辣椒酱为蘸料。

功效：含有蛋白质、脂肪、糖苷和多种人体必需的氨基酸、维生素等，还含有丰富的锌、脂肪酸、钙。适宜性功能不强或精子成活率低的患者食用。

◈ 鸡丁白果

用料：鸡胸脯肉 200 克，白果 20 克，精盐、植物油各适量。

制法：将白果用水泡 2 小时，再煮沸 10 分钟，捞出沥干。鸡肉切成丁。锅注油烧热，下入鸡丁，炒至半熟，加入煮后的白果，调入精盐炒熟即成。

功效：含有蛋白质、脂肪、糖类、钙、磷、维生素等。适宜性生活过度出现滑精或老年早泄患者食用。

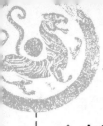

男科病的治疗与调养

◈ 白汁鲑鱼

用料：鲑鱼500克，熟火腿、虾仁、青豆、水发香菇各15克，鸡汤60毫升，料酒、精盐、胡椒粉、葱、姜、猪油、蛋清、淀粉、鸡精、鸡油各适量。

制法：鲑鱼去鳞及内脏，投入沸水中焯一下捞出，刮去内脏黑衣，洗净，用刀在鱼背厚肉处作十字形花刀。熟火腿、冬菇切丁。虾仁用精盐拌和，将蛋清均匀地黏在虾仁上，洒上适量干淀粉，拌匀，入油锅炸至断生后及时出锅。把鱼放入盘中，加料酒、精盐、胡椒粉、葱、姜、猪油，入蒸锅蒸15分钟，拣去葱姜。炒锅置火上，把蒸鲑鱼的卤汁倒入炒锅中，加入冬菇、青豆、火腿丁、虾仁、鸡汤烧滚，加入鸡精和少量湿淀粉，放入鸡油，出锅时烧在鱼面上即可。

功效：含有蛋白质、维生素A、镁、磷、锌、钾等营养成分。适宜肾精亏损的阳痿不举、畏寒、精少清冷等症。

◈ 淡菜猪蹄百合

用料：淡菜500克，猪蹄700克，百合150克，料酒、葱、姜、精盐、鸡精各适量。

制法：淡菜洗净，加入料酒、开水泡发；猪蹄用热水洗净；百合掰瓣，用精盐揉洗干净；葱切段、姜切片。砂锅置火上，注清水加热，放入猪蹄、葱段、姜片，中火煮沸后放入料酒，改用文火焖煮1个小时后，加入淡菜、百合瓣，再煮至猪蹄酥烂，放入精盐、鸡精调味即可。

功效：含丰富的蛋白质、碘、B族维生素，以及锌、铁、钙、磷等微量元素。适宜腰膝酸软、阳痿的患者食用。

◉ 红烧海杂拌

用料：水发海参、大虾、水发鲍鱼各 100 克，水发鱼肚、水发鱼肠、鲜海螺各 15 克，酱油、料酒、鸡精、葱姜丝、湿淀粉、精盐、花椒水、植物油各适量。

制法：将水发海参、鲍鱼、鱼肚、鱼肠、大虾、海螺洗净，切成片，放沸水中烫透捞出。炒锅置火上，注入烧热，加葱姜丝爆香，加酱油、料酒、花椒水、鸡精，再将海参、鲍鱼、鱼肚、鱼肠、大虾、海螺放入锅中，改文火煨 2 分钟，用湿淀粉勾芡即可。

功效：富含丰富的蛋白质、锰、硒、碘、锌等微量元素。有滋补肾阴、壮阳强精之功效。适宜肾虚所致的阳痿、遗精、神疲乏力、腰软腿痛等症。

◉ 山药芡实炖鱼肚

用料：鱼肚 30 克，山药 15 克，芡实 10 克。

制法：山药、芡实洗净，水中浸泡半小时，切段；鱼肚沸水浸泡 20 分钟，洗净切块。炖盅置火上，将山药、芡实、鱼肚放入炖盅，加适量沸水，加盖文火炖 1–2 个小时即可。

功效：含有钙、铁、磷等营养成分。适宜肾虚不固、早泄、遗精的患者食用。

◉ 鹌鹑肉片

用料：鹌鹑肉 150 克，冬笋 25 克，冬菇 5 朵，黄瓜适量，鸡蛋清 1 个，水淀粉。

制法：鹌鹑肉洗净切成薄片，用鸡蛋清和水淀粉拌匀；冬

男科病的治疗与调养

笋、冬菇、黄瓜切成片状。锅置火上,注油烧热,将鹌鹑片在油锅中炒熟,用漏勺捞出,沥油。原锅留少许底油,将冬笋、冬菇煸炒,加适量鸡汤,煮 5 分钟左右,倒入鹌鹑肉,再加入精盐、鸡精调味,放入青瓜,勾芡即可。

功效:含有维生素 B_1、维生素 B_2、曲可芦丁(维生素 P)、蛋白质、铁、卵磷脂等营养成分。具有补益脾肾,强健身体之功效。适宜脾肾亏虚,体弱乏力者食用。

◈ 韭菜炒鸡蛋

用料:韭菜 200 克,鸡蛋 3 个,精盐、鸡精、植物油各适量。

制法:将韭菜择洗干净,切成 3 厘米长的段。鸡蛋打入碗中,搅拌均匀。锅置火上,注油烧至六成热,倒入蛋液,翻炒成小块,盛入碗中。炒锅重置火上,注油烧至七成热,下入韭菜、精盐、鸡精,迅速翻炒几下,倒入鸡蛋炒匀,装盘即成。

功效:含有蛋白质、脂肪、糖类、胡萝卜素、维生素 B_2、维生素 C、维生素 E 等。适宜阳痿、早泄、遗精者食用。

◈ 莲百烧肉

用料:莲白 60 克,百合 15 克,猪瘦肉 250 克,植物油 15 毫升,酱油、生姜适量。

制法:将瘦猪肉洗净切小块,莲白、百合洗净沥干。锅内注油烧热,下姜粒炒香,放入猪肉块炒至变色,再加入莲白、百合、酱油炒匀,烧至肉熟软即成。

功效:含有淀粉、蛋白质、钙、磷、铁和维生素 B_1 等营养成分。适宜于阳痿、早泄的患者食用。

◈ 木耳笋肉片

用料：黑木耳 20 克，青笋 50 克，猪瘦肉 200 克，大蒜、生姜、植物油、精盐等适量。

制法：将黑木耳用温水泡发、洗净备用，将青笋茎去粗皮切成丝，猪瘦肉洗净后切片，蒜、姜切成粒。用湿淀粉拌匀肉片，待锅中植物油烧热后，放入肉片炒至半熟，再放入木耳、姜蒜、笋丝、精盐，炒熟即成。

功效：含有蛋白质、脂肪、糖类、胡萝卜素、维生素 B_1、维生素 B_2，以及多种微量元素。适宜血脂高、动脉粥样硬化的中老年阳痿患者食用。

◈ 银杏鸡茸

用料：银杏 50 克，鸡胸脯肉 250 克，鸡蛋 1 个，精盐、植物油各适量。

制法：将银杏去外壳，摘出芯（胚芽），入清水漂洗 20 分钟，捞出沥干。将鸡脯肉用刀背捶成茸入碗，倒入蛋清调散。锅置火上，注油烧熟，下蛋清鸡茸炒干，加精盐，放入煮熟的银杏炒匀即成。

功效：含有蛋白质、脂肪、糖类、钙、磷、维生素等。适宜遗精、早泄者食用。

◈ 荷叶粉蒸肉

用料：鲜荷叶 1 张，猪肉 200 克，米粉 50 克，精盐、花椒粉、胡椒粉等适量。

制法：将猪肉洗净切片，与干米粉和椒精盐拌和均匀。用鲜荷叶 1 大块包拌好的肉片，置碗中上笼蒸熟即成。

功效：含有脂肪、糖类和钙、磷、铁，以及多种维生素等。适宜身体消瘦，精力不足的阳痿患者食用。

◈ 韭黄猪腰

用料：韭黄 150 克，猪腰 1 对，植物油 20 毫升，精盐、生姜、食醋等适量。

制法：将韭黄摘洗干净后切成寸长，猪腰去脂膜剖开洗净切成片，生姜洗净切成粒。锅内注油烧热，入姜粒爆香，下腰片炒至半熟，再下韭黄、精盐、醋炒熟即成。

功效：含有蛋白质、脂肪、碳水化合物、钙、磷、铁和维生素等成分。适宜腰膝酸软、畏冷型肾阳虚、阳痿患者食用。

◈ 鱼香肝片

用料：鲜猪肝 250 克，鱼香调料 30 克，植物油 20 毫升，泡辣椒、酱油、醋、白糖、姜粒、蒜粒、葱、精盐各适量。

制法：将鲜猪肝洗净去脂膜，切成薄片。取泡辣椒 1 个切细，酱油、醋、白糖、姜粒、蒜粒、葱、精盐各适量调成鱼香汁。锅内注油至六成熟，下肝片快炒，再下鱼香汁炒匀即起锅。

功效：含有蛋白质、矿物质、微量元素及维生素 A、B 族维生素、维生素 B_1、维生素 B_2 等成分。适宜营养不良的阳痿患者食用。

◈ 枸杞子炖羊肉

用料：羊肉 500 克，枸杞子 30 克，姜末、精盐、鸡精、香油、鲜汤各适量。

制法：将羊肉切成小块。枸杞子洗净。砂锅内加鲜汤、羊肉，煮至八成熟，加姜末少许，放入枸杞子，调入精盐、鸡精、香油，用文火炖至肉烂即成。

功效：羊肉含有丰富的蛋白质、脂肪、碳水化合物、钙、磷、铁、胡萝卜素等成分。适宜性功能障碍患者食用。

◈ 两红一白

用料：番茄 1 个，豆腐 200 克，鲜牛肉 250 克，豆瓣 10 克，酱油、植物油各适量。

制法：将番茄洗净切成小块，豆腐、牛肉分别切成小块。锅内注油烧热，下牛肉块炒、豆瓣炒匀，再下豆腐、番茄，调入酱油烧至牛肉熟软即成。

功效：含有蛋白质、脂肪、碳水化合物、磷、钙、铁、维生素、烟酸等营养素。适宜气血虚的阳痿患者食用。

◈ 红煲狗肉

用料：狗肉 1000 克，蒜薹 200 克，红辣椒丝 100 克，柠檬叶丝 50 克，姜块、蒜泥、植物油、熟猪油、精盐、鸡精、陈皮、红腐乳、料酒、豆豉、酱油、高汤各适量。

制法：将狗肉洗净，放入带有姜块的清水中煮两次，捞出，控干水分，撕成块备用。蒜薹去掉两端，择洗干净，切成 5 厘米长的段。锅置武火上，加入少许植物油烧热，下入狗肉块爆炒，待出香味时出锅。锅重置火上，加入熟猪油烧热，下入蒜泥、豆豉、红腐乳和狗肉一起爆炒，下入料酒、陈皮和姜块，加入适量高汤，盖上盖，待烧沸后转用文火焖至八成熟时，加入蒜薹，调入精盐、酱油、鸡精，炖熟即可。食用时可配以辣椒丝和柠檬叶丝。

功效：含有蛋白质、脂肪、糖类、钾、钠、肌肽及有机酸等。适宜遗精、阳痿、早泄等患者食用。

◈ 干煸牛肉丝

用料：鲜牛肉200克，芹菜200克，干辣椒1个，郫县豆瓣、植物油各适量。

制法：将牛肉洗净后切成丝，芹菜茎洗净切成丝，干辣椒去籽切成丝，豆瓣捣细。锅内注油烧热，下入辣椒丝爆香，下牛肉丝干煸至酥，再下芹菜、豆瓣炒匀即起锅。

功效：含有蛋白质、脂肪、碳水化合物、磷、钙、铁、维生素、烟酸等。适宜身体较弱的阳痿患者食用。

◈ 龙马童子鸡

用料：海马10克，虾仁15克，仔公鸡1只，骨头汤、葱段、生姜、精盐各适量。

制法：将仔公鸡宰杀后去毛和内脏洗净，置于盆中。将海马、虾仁用温水洗净，浸泡10分钟，捞出沥干，放在鸡身上，加葱段、姜、骨头汤、精盐，上笼蒸至烂熟即成。

功效：含有蛋白质、脂肪、碳水化合物、糖类、钙、磷、铁、碘、硒、维生素等营养成分。适宜身体虚弱的阳痿者食用。

◈ 黄焖鸽块

用料：净鸽2只（约500克），精盐、鸡精、黄酒、甜面酱、植物油、水淀粉、葱段、香油各适量。

制法：将鸽肉洗净，切成3厘米见方的块。锅置火上，注油,烧至七成热时,将鸽肉块放入稍炸一下,捞出沥油。锅留底油,重置火上,放入葱段爆香,加入甜面酱炒散,加清水 100 毫升,将炸过的肉块倒入,加入精盐、鸡精,用武火烧沸后,改用文火焖炖,待肉块熟烂,捞出放入盘内。锅内汤汁澄清后,加黄酒、精盐、鸡精调味,用水淀粉勾芡,淋上香油,均匀地浇在鸽块上即可。

功效:含有蛋白质、维生素 A、维生素 B_1、维生素 B_2、维生素 E,以及铁、钾、磷等矿物质。适宜性功能障碍患者食用。

◈ **姜末煎蛋饼**

用料:鸡蛋 4 个,姜末 10 克,瘦肉馅 100 克,植物油、精盐、鸡精、葱末、姜片、胡椒粉各适量。

制法:将肉馅放入容器中,加入精盐、鸡精、葱末、胡椒粉拌匀成糊。鸡蛋打入碗中,加少许精盐搅匀。锅置火上,注油烧热,用姜片爆锅后,下入肉馅炒熟,再加入蛋液,撒入葱末,煎成蛋饼后即可装盘食用。

功效:含有蛋白质、氨基酸、脂肪、糖类、挥发油、姜辣素,以及多种维生素。适宜性功能障碍患者食用。

◈ **鸽蛋烧什锦**

用料:鸽蛋 2 个,鸡肉 50 克,海参 30 克,猪肚 60 克,黑木耳、冬笋、蘑菇、独头蒜、鲜菜心、植物油、生姜、葱茎各适量。

制法:将鸽蛋煮熟去壳,海参泡发切片,猪肚切条,鸡肉切块,冬笋、菜心切片,木耳泡发。锅内注油烧热,加鸡块、肚条、海参同炒,加骨头汤 1 碗,再加入其余原料、精盐适量同煮,煮至海参熟软即成。

功效:含有优质蛋白质、卵磷脂、铁、钙及多种维生素。适宜性欲减退、早泄、阳痿患者食用。

◈ 腰果虾仁

用料:虾仁 250 克,腰果 100 克,鸡蛋清 2 个,葱末、姜末、蒜末、植物油、精盐、鸡精、白糖、酱油、芝麻油、醋、淀粉、料酒、水淀粉各适量。

制法:将虾仁洗净,用鸡蛋清、淀粉、精盐拌匀。腰果用油炸至酥脆捞出。用精盐、鸡精、白糖、醋、料酒、酱油、芝麻油、高汤和水淀粉调成酸甜咸口的料汁。锅内注油烧至五成热,下入虾仁滑散,加入葱末、姜末、蒜末爆香,再加入料汁翻炒,待汤汁收浓时,下入腰果炒匀即成。

功效:含有蛋白质、脂肪、钙、磷、铁、钾、铬、镁、碘、硒及多种维生素。适宜性功能障碍患者食用。

◈ 宫爆泥鳅

用料:活泥鳅 100 克,盐炒花生米 50 克,黄瓜 50 克,干辣椒 100 克,葱花、姜片、蒜片、花椒粒、红油、精盐、鸡精、白糖、醋、料酒、干淀粉、植物油各适量。

制法:将泥鳅收拾干净,切成长 1.5 厘米的小段,加精盐和干淀粉拌匀。黄瓜洗净后去蒂、籽,与干辣椒一起切成长1.5 厘米的小段。将精盐、鸡精、白糖、醋、干淀粉、料酒放入碗中调成料汁。锅置火上,倒入植物油,烧至七成热时,放入辣椒,炸至呈棕红色,下入花椒粒、泥鳅稍炒片刻,加入料酒、姜片、蒜片,翻炒几下,再淋上红油、料汁,下入黄瓜、葱花、花生米,颠匀即可。

功效:含有蛋白质、脂肪、糖类、钙、磷、铁及多种维生素。适宜体质虚弱的阳痿、早泄等患者食用。

◈ 山药枸杞炖甲鱼

用料:山药、枸杞子各 20 克,甲鱼 1 只(约 500 克)。

制法:将甲鱼放入沸水中余烫并去内脏洗净,切成小块,与山药、枸杞子一起放入炖盅内,加水适量,炖熟后加鸡精、精盐少许,饮汤吃肉。

功效:含有蛋白质、脂肪、无机盐、碳水化合物、维生素等多种营养成分。适宜肾精亏损的早泄患者食用。

◈ 泡椒熘鲜贝

用料:鲜贝 300 克,泡辣椒 30 克,黄瓜 100 克,葱段、姜末、蒜末、植物油、精盐、鸡精、料酒、水淀粉、胡椒粉各适量。

制法:将鲜贝洗净,用精盐、水淀粉拌匀上浆。黄瓜去蒂,洗净,切成小丁。泡辣椒去蒂、籽,洗净,切成小丁。用精盐、鸡精、料酒、胡椒粉和水淀粉调成料汁备用。锅内注油烧热,下入鲜贝、黄瓜丁滑散,捞出沥油。锅留底油,下入葱段、姜末和蒜末爆香,加入鲜贝、黄瓜丁、泡辣椒,倒入调好的料汁,炒熟即可出锅。

功效:含有蛋白质、脂肪、糖类、钙、磷、铁、多种维生素,还含有蛋氨酸等成分。适宜于性功能障碍患者食用。

4. 调养羹饮

◈ **五子酒**

用料：枸杞子、菟丝子各 80 克，车前子、北五味子各 20 克，覆盆子 40 克，白酒 2500 毫升。

制法：将以上药材制成粗末，用纱布包好，浸入白酒内，密封储存，每日摇晃 1 次，15 日后即成。每次服 20～30 毫升，每日 2 次。

功效：有补肾固精、填精益髓的作用。适宜肾虚精少、阳痿早泄、遗精、精冷等症。

男性不育症患者饮食调养方案

饮食调养原则

不育症不容易治愈，除了坚持吃药、补肾强精、增加精子的活力之外，还要从以下各方面注意调养：

（1）精氨酸是组成精子的必要成分，并且能够增强精子的活动能力，对维持男子生殖系统的正常功能起重要作用。因此，应多食含有精氨酸的食物，如鳝鱼、鲇鱼、泥鳅、海参、墨鱼、章鱼、木松鱼、蚕蛹、鸡肉、冻豆腐、紫菜、豌豆、芝麻、花生仁、核桃仁等。这类食物有助于精子的形成和质量的改善。

（2）宜食用含锌的食品。锌是一种人体不可缺少的微量元素，它对男子生殖系统的正常发育和维持功能有重要作用。即使是短期缺锌，也会减少精子数量和睾丸激素含量。男性每天应补锌 12～15 毫克。含有锌的动物性食物有牡蛎、瘦牛肉、乌鸡肉、鸡肉、动物肝脏、蛋黄、猪肉、羊排等；植物性食物中含锌量比较高的有豆类、花生、小米、萝卜、大白菜等。

（3）宜多吃含有维生素 E 的食物，如植物油、深绿色蔬菜、牛奶、蛋、肝、小麦及果仁等。维生素 E 又叫生育酚、生育维生素、抗不育维生素，与男性的生育能力密切相关。但是过量的维生素 E 会对身体有害，因此建议多从食物中摄取，慎重补充维生素制剂。

（4）宜补充叶酸。叶酸能维持性器官的正常发育。如果男性体内缺乏叶酸，会使精子数量降低。成年男性每天应补充 0.4 毫克叶酸。含有叶酸的食物有绿叶蔬菜（例如菠菜和甘蓝）、柑橘、坚果、豆类、强化营养面包、谷类等。

宜吃的各类食品

（1）芝麻。性平，味甘，有补肝肾、润五脏的作用。尤其是肾虚少精、腰酸腿软、头昏耳鸣者最宜常吃。

（2）粟米。能补益肾气，利于生精。

（3）豇豆。又称饭豆、长豆。性平，味甘，理中益气，滋阴补肾，健脾胃，生精髓。除脾虚者宜食外，肾虚之人也宜食用，肾虚消渴、遗精、白浊、小便频数者，食之最宜。

（4）鲈鱼。又称花鲈、鲈子鱼。性平，味甘，与脾胃相宜，既能补脾胃，又可补肝肾，益筋骨。肾主骨，肝主筋，滋味属阴，总归于脏，鲈鱼益二脏之阴气，故能益筋骨。凡肝肾阴虚或脾虚胃弱者最适宜吃鲈鱼。

（5）海参。性温，味咸，质地虽阴柔，但能补肾之阳气，补肾益精，壮阳疗痿，为肾阴、肾阳双补之品。

（6）海马。性温，味甘，能补肾壮阳，主治肾阳虚所致的阳痿、不育、多尿、夜遗、虚喘等。

（7）牡蛎。营养丰富，富含蛋白质、脂肪、糖苷和多种人体必需的氨基酸及维生素等。有收敛固涩、清热益阴、化痰软坚的功效。可主治盗汗、遗精等症。

（8）泥鳅。性平，味甘，具有补中益气、暖脾胃、止虚汗等功效。泥鳅有助性壮阳之功，对治疗男性生殖器官炎症所致的性功能障碍等症颇有效。

（9）虾。性温，味甘、咸，归肾经，有补肾壮阳的作用。凡因肾气虚弱、肾阳不足所致的腰脚软弱无力、阳痿、男子不育症患者，宜多食虾。

（10）牛骨髓。有润肺、补肾、益髓的作用。对肾虚羸弱、精血亏损者，尤为适宜。

（11）狗肉。性温，味咸，除有补中益气作用外，还能温肾助阳，暖腰膝，补虚劳，故肾阳不足、命门火衰、腰膝软弱或冷痛者，食之最宜。

（12）羊骨。性温，味甘，能补肾强筋骨。对肾虚劳损、腰膝无力、怕冷、筋骨挛痛者，最宜食之。羊尾骨益肾明目，补下焦虚冷。羊脊骨补骨虚，通督脉，治腰痛下痢、肾脏虚冷、腰脊转动不得。羊胫骨主脾弱，肾虚不能射精。

（13）猪肾。性平，味咸，补肾虚。故凡因肾虚所致的腰酸腰痛、遗精少精、盗汗及肾虚所致耳聋耳鸣，宜经常吃。

（14）大白菜。性温，味甘，有清热解毒、消肿止痛、通利大小便等功效。大白菜中所含的锌可增强男性精子的活力，硒能保护细胞膜，可将致癌物质排出体外，提高人体免疫功能，亦可起到防癌作用。

（15）干贝。性平，味甘咸，能补肾滋阴，故肾阴虚者宜常吃。

（16）桑椹。性寒，味甘，有补肝、益肾、滋阴、生精的作用。益肾脏而固精，久服黑发明目。肾虚之人，尤其是肾阴不足者，最宜常吃。

（17）芡实。性平，味甘、涩，不但益精，且能涩精补肾，有益肾固精、补脾止泄的双重功效。凡肾虚之人遗精、早泄、小便不禁或频多者，宜常吃。

（18）栗子。性温，味甘，除有补脾健胃作用外，更有补肾壮腰之功，肾虚腰痛者最宜食用。

（19）胡桃。性温，味甘，既能补肺止喘，又能补肾固精，还能润肠通便，为滋补肝肾、强健筋骨之良药，适宜肾虚喘嗽、遗精阳痿、腰痛脚弱、小便频数、大便燥结之人服食。

（20）枸杞子。性平，味甘，具有补肾养肝、益精明目、壮筋骨、除腰痛等功效，久服能益寿延年，尤其是中老年肾虚之人最宜吃。

（21）冬虫夏草。性温，味甘，秘精益气，专补命门，有补肾和补肺的作用，是一种平补阴阳的名贵药材。凡肾虚者，最宜用虫草配合肉类（如猪瘦肉、鸡肉或鸭肉，甚至新鲜胎盘等）共炖，成为滋补食品，更为有益。

（22）杜仲。性温，味甘微辛，能补肝肾、强筋骨，治腰脊痛，益精气，对肾虚所致的腰脊酸疼、足膝软弱无力最为适宜。

（23）何首乌。养血益肝，固精益肾，健骨乌发，为滋补良药，有补肝肾、益精血的作用，历代医家均用于男性肾虚之症，如头发早白、腰膝软弱、筋骨酸痛、男子遗精等。

（24）水果。吃水果可治疗不育症。有些水果如西瓜、葡萄、番茄等均可增加不育男性的精子数量。

此外,男性不育患者还宜服食龟肉、鸽肉、猪肉、甲鱼、蛤蚧、莲子、松子、荠菜、韭菜、蜂王浆、灵芝、燕窝、阿胶、紫河车、地黄、锁阳、肉苁蓉等。

饮食禁忌与误区

(1)忌偏食。偏食会降低精子质量。要想提高精子质量,就应当平衡饮食。

(2)忌吸烟。吸烟男性的精子数量比不吸烟的男性要少很多,而且极易造成精子畸形。

(3)少喝酒。经常喝酒,会减少睾丸激素含量和精子数量,增加精液中的不正常精子的数量。而酗酒会使男性的精子缺乏活力。酒中的主要成分乙醇能使男性身体里的儿茶酚胺浓度增高,使血管痉挛,引起睾丸发育不全,甚至使睾丸萎缩,睾丸的生精功能就会发生结构性改变,睾丸酮等雄激素分泌不足,易发生男性不育。即使生育,孩子发生畸形的可能性也比较大。

(4)不宜多吃葵花子。葵花子中的蛋白质部分含有抑制睾丸成长的成分,能引起睾丸萎缩,影响正常的生育功能,故育龄男性不宜多食。

(5)少吃大蒜。大蒜有明显的杀灭精子的作用,男性如食用过多,对生育有不利的影响。

(6)少吃烤牛羊肉。没有烤熟的牛羊肉中含有弓形虫,极可能导致生下的孩子患有弱智、瘫痪或畸形等症状。当人们吃了这些感染了弓形虫病的畜禽未熟的肉时,常可被感染。

(7)忌食毛棉籽油。毛棉籽油可使人患日晒病,还对生殖系统有很大损害。成年男子服用毛棉籽油的提取物棉酚40天，每天60～70毫克，短期内精子全部被杀死，并逐渐从精液中消失。

（8）少喝咖啡。一杯咖啡中含有60～65毫克咖啡因。咖啡因会损伤男性的精子，令精子不活跃，因此建议男性尽量少喝咖啡。

调养食谱

1. 调养粥汤

◈ 羊骨粥

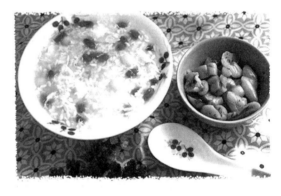

用料：羊骨250克，粳米50克，精盐少许。

制法：羊骨洗净；粳米淘洗干净。将羊骨入锅，加适量清水武火煮沸，改文火熬煮30分钟成汤，加入粳米煮至米熟粥稠，加适量精盐即可。

功效：含有维生素、蛋白质、钙、锰、锌、磷等营养成分。适宜肾脏虚冷、不能射精的不育症患者食用。

◈ 山茱萸羊肉粥

用料：粳米60克，羊肉（瘦）60克，山茱萸15克，精盐、葱白、姜各适量。

制法：山茱萸、羊肉分别洗净后切细。先用砂锅煎山茱

男科病的治疗与调养

萸,去渣取汁,再放入羊肉、粳米同煮沸后,加入精盐、葱白段、姜片,煮至米烂粥稠即可。

功效:含有淀粉、蛋白质、钙、磷、铁等矿物质,以及多种维生素。适宜肾阳虚衰所致的阳痿、遗精、早泄、男性不育症等患者食用。

◈ 二胶鸡汁粥

用料:粳米 50 克,鸡汤 1 大碗,阿胶 5 克,鱼鳔胶 5 克,精盐适量。

制法:将粳米淘洗干净,加入鸡汤及清水适量煮粥,待粥熟时,放入阿胶、鱼鳔胶,待烊化后,放入精盐,再煮沸一两次即成。每日食用 1~2 次。

功效:粳米含有淀粉、蛋白质、维生素、烟酸等;鱼鳔胶含有黏性蛋白、多种维生素和矿物质。适用于男子阳痿、早泄、精液量少等症状。

◈ 糯米海参粥

用料:糯米 100 克,海参适量。

制法:糯米洗净备用;海参泡发,剖洗干净,切片。锅内注适量水加热,放入海参煮熟,再加入糯米,搅拌均匀,武火煮沸后,改文火煮至米熟粥稠即可。

功效:含有蛋白质、脂肪、维生素 B_1、维生素 B_2、烟酸、磷、镁、锌、锰、铜等营养成分。适宜肾精亏损型不孕症患者食用。

◈ 腰片口蘑豆腐汤

用料:猪腰 150 克,口蘑 100 克,豆腐 1 块,高汤 500 毫升,精盐、鸡精、料酒、香油各适量。

制法：猪腰去腰脂膜，洗净，切成薄片；口蘑洗净切片；豆腐切块。将以上用料均放入沸水中打焯，捞出沥干。汤锅加入高汤，放入焯好的用料，加入料酒、鸡精、精盐调味，汤烧好后，淋入香油即可。

功效：含有蛋白质、脂肪、碳水化合物、钙、磷、铁等矿物质和维生素等成分。适宜男性不育症患者食用。

◈ 核桃瘦肉海马汤

用料：核桃 45 克，海马 20 克，猪瘦肉 400 克，红枣 4 个，生姜、精盐、熟油各适量。

制法：核桃去壳、衣，红枣去核，均洗净，稍浸泡；海马洗净，温水稍浸泡；猪瘦肉洗净，整块不刀切。将以上各原料与生姜一同放进煲锅内，加入清水适量，武火煲沸后，改文火煲约 2 个小时，调入适量的精盐和熟油即可。核桃、猪瘦肉等可捞起拌入酱油佐餐用。

功效：含有丰富的营养素。海马具有补肾壮阳、调理血气之效。核桃亦有补肾固精、益气养血、补肝润燥的作用。合而为汤，对肾虚气喘、神疲乏力、性欲淡漠、阳痿早泄等有辅助治疗作用。

◈ 虾仁豆腐汤

用料：豆腐 2 块，鲜虾仁 200 克，番茄 200 克，香菜少许，精盐、鸡精、骨汤、姜丝、香油各适量。

制法：虾仁去肠，洗净后控干水；豆腐切成 1.5 厘米厚的片；番茄洗净，切成块；香菜洗净切成段。锅置火上，下入骨汤、虾仁、豆腐、番茄、姜丝,用文火慢炖,待汤汁浓稠时,撒入香菜段,用精盐、鸡精调好口味,淋入香油即成。

功效:含有蛋白质、脂肪、碳水化合物、钙、磷、铁、碘、硒、多种维生素等营养成分。适宜男性不育症患者食用。

◈ 四味乌骨鸡汤

用料:乌骨鸡1只,当归10克,党参10克,黄芪10克,大枣10枚,生姜30克,葱、花椒、精盐、鸡精各适量。

制法:乌骨鸡去毛、去内脏,洗净、切块。将当归、党参、黄芪、大枣、生姜用布包好,加清水适量,与乌骨鸡一同炖,至乌骨鸡烂熟后,去掉中药包,放入葱、花椒、精盐、鸡精调味即可食用。

功效:含有蛋白质、糖类、钙、磷、铁、铜等矿物质,以及胡萝卜素和维生素。适宜男性不育症患者食用。

◈ 锁阳茯苓鹌鹑汤

用料:鹌鹑1只,锁阳20克,山萸肉30克,茯苓30克,制附子9克,精盐、鸡精、香油各适量。

制法:鹌鹑剔净毛,去内脏,洗净切块。锁阳、山萸肉、茯苓、制附子分别洗净,与鹌鹑肉同放入砂锅内,加清水500毫升,用武火煮沸后,改用文火煲2小时,放入精盐、鸡精、香油调味即成。

功效:含有蛋白质、脂肪、糖类、钙、磷、钾、钠、锌等矿物质,以及烟酸、维生素等成分。适宜男性不育症患者食用。

◈ 冬虫夏草羊肉汤

用料:羊肉(瘦)2500 克,冬虫夏草 38 克,山药(干)50 克,枸杞子 20 克,蜜枣 15 克,生姜、料酒、精盐、鸡精各适量。

制法:羊肉洗净,切成大块,用沸水汆去膻味,备用;冬虫夏草、山药、枸杞子用温水泡,再用清水洗净;生姜洗净,除去外皮;蜜枣洗净,去核。将上述用料全部放入锅内,加入清水适量,先用武火煮沸后,改用文火熬 4 小时,放入精盐、鸡精调味即可。

功效:含有蛋白质、脂肪、多种维生素及钙、铁等矿物质。适宜肝肾两虚、肾阳不足、阳痿滑精、腰酸腿软、夜间尿多、精少不育者食用。

◈ 海鲜汤

用料:水发海参 100 克,鲜鲍鱼 50 克,大虾 2 只,葱、姜、藏红花 10 克,精盐、鸡精、料酒、熟猪油各适量。

制法:大虾去皮、肠,与海参分别切片;鲜鲍鱼洗净,放入碗内,加料酒及适量清水,上笼蒸烂取出,切成薄片;葱切段,姜切片;藏红花去杂物,放入小碗内,加沸水沏好。锅中加猪油烧热,投入葱段、姜片爆香,倒入蒸鲍鱼的原汤,烧沸后撇净浮沫,捞出葱、姜,放入鲍鱼片、大虾片、海参片烫透盛出。将料酒、精盐、鸡精、沏好的藏红花汁放在锅内烧沸,浇在碗中即成。

功效:含有蛋白质和铁、磷、碘等矿物质。适宜男性不育症、阳痿、遗精患者食用。

◉ **萸肉苁蓉羊肉汤**

用料：羊肉（肥瘦）600克，山茱萸20克，肉苁蓉20克，桂圆肉20克，姜、精盐少许。

制法：把山茱萸肉、肉苁蓉和桂圆肉用水洗净。将肥瘦各半的羊肉切成小片，放入滚水中煮5分钟，捞起。向锅中加水，煮至水滚沸，放入全部用料，用中火煮约3小时，加入精盐调味，即可食用。

功效：含有蛋白质、糖类、胡萝卜素、磷脂、多种维生素、微量元素、腺嘌呤和胆碱。适宜肾冷、精稀的男性不育症患者食用。

◉ **泥鳅虾仁大枣汤**

用料：活泥鳅1条（约300克），鲜虾仁10只，大枣6枚（去核），生姜2片。

制法：将泥鳅开膛洗净，用沸水烫后去掉污水，再加新鲜水煮汤。待水沸后加入大枣、生姜、虾仁，再加少许精盐即可。

功效：含有蛋白质、脂肪、糖类、钙、磷、铁及多种维生素。适宜因房事过度所致的男性不育症患者食用。

◉ **麻雀汤**

用料：麻雀3只，黄酒、精盐、鸡精、葱、姜各适量。

制法：麻雀去皮毛、头爪、内脏，洗净，置于锅中。加清水500毫升，加入黄酒、精盐、鸡精、葱、姜，以武火煮开3分钟，撇去浮沫，改文火煮20分钟即可。

功效：含有蛋白质、脂肪、碳水化合物以及维生素等成分。适宜肾阳不足型男性不育症患者食用。

2. 调养菜谱

◈ 凉拌豇豆

用料：豇豆 250 克，蒜、醋、香油、精盐、鸡精各适量。

制法：豇豆洗净，切成 3 厘米左右的段；蒜切末。锅置火上，加适量清水浇沸，将豇豆放入沸水中打焯，捞出沥干水分，盛于盘中，加蒜末、醋、香油、精盐、鸡精拌匀即可。

功效：含有蛋白质、碳水化合物、维生素 A、钾、钙、镁、磷等营养成分。适宜肾虚消渴、白浊、小便频数者食用。

◈ 炝蛎黄

用料：鲜牡蛎肉 150 克，青菜 50 克，水发木耳 30 克，葱丝、姜丝、精盐、鸡精、花椒油、食用油各适量。

制法：牡蛎肉清洗干净，肉片大的切开；木耳择洗干净，撕成小朵；青菜择洗干净，切成段。锅置火上，加入适量的清水、精盐、料酒、鸡精调好口味，烧沸成料汤。在沸水锅内加入牡蛎、青菜段、木耳，煮至八成熟时，捞出，沥干水分，倒入做好的料汤、葱丝、姜丝，淋入花椒油即成。

功效：富含蛋白质、脂肪、糖苷和多种人体必需的氨基酸及维生素等。有收敛固涩、清热益阴、化痰软坚的功效。适宜盗汗、遗精、男性不育症者食用。

◈ 三鲜白菜

用料：大白菜帮 250 克，水发香菇 50 克，火腿 100 克，精盐、鸡精、香油、鲜汤各适量。

男科病的治疗与调养

制法：大白菜帮洗净，横切成2厘米的小块；火腿切成长为4厘米、宽和厚各为2厘米的片状；水发香菇每个一切为二。将白菜块、火腿片和香菇交叉夹排，侧面向下排列在碗底，然后把多余的白菜放在上面，再加入少量精盐和鲜汤，上笼蒸熟。把碗中汤汁沥到另一碗中，将白菜块、火腿片和香菇翻扣在大汤碗里，在汤汁碗里加入鸡精，淋入香油，浇在白菜上即可。

功效：含有蛋白质、脂肪、膳食纤维、钙、锌、钠等营养成分。有清热解毒、消肿止痛、通利大小便、增加精子活力等功效。对男性不育症有辅助治疗的作用。

◈ 杞子炒肉丝

用料：枸杞子20克，猪肉50克，植物油、黄酒、葱、姜、精盐各适量。

制法：枸杞子洗净备用。将猪肉洗净，切成肉丝，放入热油锅，与枸杞子同炒，加黄酒、葱、姜、精盐调味即可。

功效：含有蛋白质、脂肪、糖类、多种维生素和微量元素。具有补肾养肝、益精明目、除腰痛、平肾虚等作用。

◈ 苦瓜炒猪肾

用料：苦瓜150克，猪肾1对，植物油15毫升，精盐适量。

制法：将鲜苦瓜剖开去籽，洗净切片。鲜猪肾去脂膜，剖开加精盐，反复清洗干净后切片。锅内注油烧热，下肾片炒半熟，再下苦瓜片、精盐炒熟即成。

功效：含有蛋白质、脂肪、碳水化合物、钙、磷、铁和维生素等成分。适宜肾阴虚火、阳痿遗精、男性不育症患者食用。

◈ **清炖龟肉**

用料：乌龟（250 克以上）1 只，黄酒、葱、姜、精盐各适量。

制法：乌龟去壳，去除内脏洗净，切成小块；葱、姜切末。锅置火上，加清水适量，将龟肉、黄酒、葱末、姜末、精盐放入水中清炖 50 分钟即可。

功效：含有蛋白质、维生素 A、维生素 B_1、维生素 B_2、脂肪酸、磷、肽及多种酶和各种矿物质。适宜肾阴亏虚型、精液量少而稀的患者食用。

◈ **蒸鲈鱼**

用料：鲈鱼 1 条（约 500 克），冬菜 20 克，红椒 1 只，姜、葱、花生油、酱油（老抽王）、胡椒粉各适量。

制法：鲈鱼洗净，装盘摆好；姜、红椒切丁，葱切花。把冬菜、姜、红椒撒入鲈鱼上面。锅置火上，加蒸笼烧沸水，放入用盘摆好的鱼，用武火蒸 8 分钟，放入葱花、胡椒粉。锅重置火上，注油烧热，淋到鱼表面，再加入酱油即可。

功效：含有维生素 A、维生素 B_1、烟酸、钙、钾、磷、锌、硒等营养成分。适宜肝肾阴虚或脾虚胃弱等不育症患者食用。

◈ **三菇牛骨髓**

用料：冬菇、鲜草菇、蘑菇各 150 克，牛骨髓 300 克，甘笋数片，糖、葱、姜、蒜、麻油、植物油、酱油、水淀粉（玉米）各适量。

制法：冬菇浸软去蒂，鲜草菇、蘑菇洗净；牛骨髓氽水，沥干水分；葱切段、蒜剁蓉、姜切片。锅置火上，注油烧热，放入蒜蓉、姜片爆香,再放入牛骨髓、冬菇、鲜草菇、蘑菇,加水适量文火煮 10 分钟,放下甘笋,拌匀芡汁略煮,放入葱段即可。

功效:含有蛋白质、钙、钠、锌、锰、硒、烟酸、维生素等营养成分。适宜肾虚羸弱、精血亏损等不育症患者食用。

◈ 八珍肚鸡汤

用料:母鸡 1 只,猪肉 500 克,猪骨 1500 克,猪肚 150 克,鱼肚 50 克,党参 10 克,云苓 10 克,白术 10 克,白芍 10 克,当归 10 克,熟地黄 10 克,炙甘草 5 克,川芎 5 克,生姜、大枣、葱、料酒、胡椒、茴香、桂枝、木香、精盐、鸡精各适量。

制法:将党参、云苓、白术、白芍、当归、熟地黄、炙甘草、川芎洗净,用布包好;母鸡去毛、内脏,洗净;猪肚洗净;鱼肚发开,洗净。将猪肉、猪骨洗净、捶破,与 8 味中药、母鸡、猪肚、鱼肚一同放入锅中,加清水适量,用武火烧沸后,去浮沫,下入生姜、大枣、葱、料酒、胡椒、茴香、桂枝、木香等,用文火炖至烂熟后,去掉药包。将猪肉、猪肚取出切片,放回锅中煮沸,加入精盐、鸡精调味即可。每周食用 2～3 次。

功效:含有蛋白质、脂肪、矿物质和多种维生素、烟酸等。适宜阳痿、男性不育症患者食用。

◈ 杜仲熘腰花

用料:猪腰子 250 克,杜仲 15 克,植物油 25 毫升,料酒 10 毫升,花椒、精盐、醋、鸡精、大葱、姜、大蒜(白皮)、淀粉(玉米)各适量。

制法:将猪腰子洗净剖开,去掉白色筋膜,切成腰花备用。杜仲洗净,放入砂锅中,加适量清水,煎煮 30 分钟,去渣留汁,一半汁液加精盐、料酒和淀粉,搅拌成芡粉,并和腰花拌匀,一半汁液加醋、鸡精、淀粉、酱油,兑成芡汁。锅置火上,注油烧熟,下入花椒粒、葱、姜末爆香,再下腰花迅速煸炒至熟。淋入蒜末和已兑好的汁液进行勾芡,即成。

功效:含有蛋白质、脂肪、维生素 A、维生素 C、维生素 E 等。对肾虚所致的腰脊酸疼、足膝软弱无力等不育症患者最为适宜。

◆ 黑豆炖狗肉

用料:狗肉 500 克,黑豆 100 克,姜片、精盐、白糖、五香粉各适量。

制法:将狗肉洗净,切成块。黑豆洗净,用清水浸泡 2 小时。将狗肉、黑豆、姜片放入锅中,加水煮沸,炖至烂熟,调入精盐、白糖、五香粉即成。

功效:含有蛋白质、脂肪、糖类、钾、钠、肌肽及有机酸等。适宜遗精、阳痿、早泄、男性不育症患者食用。

◆ 首乌炖鸡

用料:何首乌 30 克,大枣 10 枚,生姜 30 克,母鸡 1 只,大葱、花椒、精盐、鸡精各适量。

制法:母鸡去毛和内脏,洗净。何首乌、大枣、生姜用布包好,放入鸡腹内。把鸡放入砂锅中,加清水适量,文火煨至鸡肉烂熟后,去掉布包,放入大葱、花椒、精盐、鸡精等调味,待汤煮沸,即可食用。

功效:含有蛋白质、脂肪、糖类、矿物质和维生素、烟酸,以及蒽醌类的大黄素、大黄酚、大黄酸、大黄素甲醚等成分。

男科病的治疗与调养

适宜因肾精亏虚所致的精液量少、无精等男性不育症患者食用。

◈ 红烧对虾

用料：对虾 300 克，植物油 500 毫升，玉兰片、香菇（鲜）、毛豆适量，料酒、酱油、淀粉（玉米）、鸡精、白砂糖、精盐、葱、姜、花椒各适量。

制法：对虾剪去须、腿，挑出头中沙包和背上的沙肠，洗净，用刀切下虾头，虾身切段；玉兰片洗净，切成长 3 厘米的条；香菇去蒂，洗净，切片；葱、姜切末。锅置火上，注油烧至七八成热，下入虾段迅速炸至七八成熟，倒入漏勺，控净油。原锅留少许底油，烧至七八成热，下入葱、姜末爆香，下入虾头，炒出红汁，放入玉兰片、香菇片、毛豆煸炒几下，随即加入料酒、酱油、糖、精盐和少许清汤，烧沸，再放入炸虾段，待汤再开时，改用文火炖 5～8 分钟，见汤汁不多时，加入鸡精调味，用湿淀粉勾芡，淋入花椒油即成。

功效：含有蛋白质、硒、镁、钙、磷等矿物质，还含有 16 种易被人体吸收的氨基酸和 30 多种酶。适宜肾阳亏虚所致的阳痿、早泄、遗精、不育等患者食用。

◈ 荔肉炒鲜虾

用料：虾仁 200 克，荔枝 150 克，姜、葱、蒜、精盐各适量。

制法：虾仁挑去泥肠，洗净，沥干水分，加腌料拌匀腌透，下入油锅炸至八成熟，捞起，沥油；蒜剁成蒜茸；荔枝去壳和核，取果肉；锅置火上，注油烧热，爆炒姜片、蒜茸，再放入荔枝肉和虾仁同炒，最后加入葱段、精盐拌匀即可。

功效：含有蛋白质、脂肪、糖分、多种维生素、卵磷脂、柠檬酸、果胶和多种无机盐等。适宜男性不育症、肾虚、阳痿等患者食用,可提高性功能及精子质量。

◈ 奶油葡萄冻

用料：罐装葡萄 250 克,鲜奶油 100 毫升,琼脂 10 克,白糖 200 克,香精 1 滴。

制法：葡萄切碎,盛入容器中备用。琼脂以温水浸泡 2 小时,放入锅中用文火煮化,加入白糖、葡萄和鲜奶油煮沸。熄火后,将香精放入锅中,搅拌均匀,成为奶油葡萄汁。将其盛入容器中,待冷却后,放入冰箱冷冻。可随时取食。

功效：含有蛋白质、膳食纤维、脂肪、磷、钾、钙、钠等营养成分。适用男性精少者食用。

3. 调养羹饮

◈ 核桃五味子蜜糊

用料：核桃仁 8 个,五味子 5 克,蜂蜜适量。

制法：将核桃仁、五味子洗净,放入蜂蜜,捣成糊状即可。

功效：含有蛋白质、脂肪、膳食纤维、维生素 B_2、维生素 C、烟酸、镁、锌、锰和铜等营养成分。适宜早泄、少精者食用。

男性生殖器官肿瘤患者饮食调养方案

饮食调养原则

男性生殖器肿瘤是男科疾病中最棘手的一类。其饮食调养原则是在改善患者身体素质的同时，加快人体排除毒素的速度。

（1）多摄入膳食纤维。由于较粗糙的食物（例如，蔬菜、水果、胚芽米、全麦食物等）纤维素含量很高，在人体内不仅可以吸收毒素，更可加快排除毒素的速度，所以应该多吃。

（2）多吃蔬菜、水果。由于抗氧化剂维生素 A、维生素 E、维生素 C 含量高的食物可减少人体内可能致癌的自由基的产生，有利于防癌。维生素 C 在新鲜蔬菜、水果中含量丰富；而胡萝卜、番茄等深绿或黄绿色蔬果，则含有维生素 A；维生素 E 含量丰富的食物有谷类、蛋黄、植物油、小麦胚芽及坚果类食物等。

（3）多补充番茄红素。番茄红素是胡萝卜素中的一种。多补充番茄红素可以降低患癌症的危险性，尤其是前列腺癌。人体内不能自行合成番茄红素，必须从蔬菜和水果中获取。番茄红素在加热后和同脂肪类食品一同食用时，可以提高利用率。含番茄红素较多的食品主要有番茄、西瓜、葡萄柚和木瓜等。

（4）多补充蛋白质。蛋白质是男性生殖器肿瘤患者需要重点补充的营养物质。早期男性生殖器肿瘤患者由于机体储存的脂肪迅速丢失而引起食欲减退，继而因肌红蛋白的过度分解，导致进一步厌食及精神淡漠、衰弱。而膳食不当或营养不良，可使机体免疫功能下降，从而影响患者的恢复。因此，应当重视男性生殖器肿瘤患者的营养和膳食，宜进食高蛋白质、高热量、高维生素的食物。食物不可太单调，各种营养素要平衡。放疗和化疗的患者应增加蛋白质和维生素的摄入，在食品的调配上注意色、香、味，以促进食欲。

宜吃的各类食品

（1）鲨鱼。抗癌作用最显著。鲨鱼体内存有大剂量的抗癌物质——维生素 A。此外，鲨鱼还能分泌一种破坏癌细胞的酶。

（2）银鱼。医学家称之为"长寿食品"。经常食用含有钙质的食品，能有效地预防结肠癌和直肠癌的发生。而银鱼体内含钙量，为鱼类之冠。

（3）黄鱼。含有 17 种氨基酸，是癌症患者理想的蛋白质补充剂，尤其是对于患有生殖器癌并同时有大便溏泄者，用黄鱼加盐煮食，或加乌梅煮汤饮用，效果较好。

（4）海藻。海藻中含有海藻酸钠，是制造人造海蜇和其他海产品的原料，对癌细胞具有一定的抑制功效。有 25 种海藻可杀死 65％以上的癌细胞，有 16 种海藻可杀死 25％～60％的癌细胞。

（5）海参。含有丰富的多种氨基酸，能使铁转化到肝脏，加强造血功能；海参素具有较好的抗癌作用。

（6）肉皮、猪蹄。含有丰富的抗老防癌物质——胶原蛋白质，具有延缓衰老、抗癌之功效。

（7）玉米。玉米中含有丰富的钙、镁、硒等微量元素和多种维生素，营养价值超过面粉、大米，经常食用能预防癌症。

硒是一种抗癌物质,在人体内可起到清道夫的作用。玉米中纤维素的含量很高,可以刺激胃肠道,使肠蠕动增强,促进排便,减少肠道对致癌物质的吸收,因此,常吃玉米有一定防癌作用。

(8)麦麸。是小麦主要营养成分的仓库,含有 B 族维生素、硒、镁等矿物质和植物纤维,有利于防治生殖器癌变、便秘、痔疮等。

(9)菜花。含有蛋白质、脂肪、糖分、维生素 A、维生素 B_1、维生素 B_2、维生素 C 和钙、铁、磷、铜、锰等多种矿物质,营养十分丰富。长吃菜花可增加肝脏的解毒能力,提高机体的免疫力,防止感冒和坏血病的发生。菜花中含有多种吲哚衍生物,能增强机体对苯并芘的抵抗能力;还含有能分解亚硝胺的酶和二硫酚硫酮,能中和毒物并促进机体排泄。

(10)芦笋。被誉为"蔬菜之王"。有防止癌细胞扩散的功能。它含有硒、植物纤维和组织蛋白等营养物质,可以使细胞生长正常化,用来防治多种癌症;而维生素 C 和纤维素可增强细胞间质,成为阻止癌细胞生长的第一道障碍;还可以促进肠蠕动,减少肠壁对食物中胆固醇的吸收,促进致癌物质排出体外。芦笋中所含的天门冬酰胺也是公认的抗癌物质。

(11)海带。海带对多种癌细胞有抑制作用。海带和裙带菜等褐藻类中含有一种能诱导癌细胞"自杀"的物质,从海带等褐藻中提炼出一种纯度很高的 V-岩藻多糖类物质注入人工培养的癌细胞后,癌细胞内的染色体就会以自身拥有的酶将自己分解。

(12)红薯。含有较多的胡萝卜素、赖氨酸、植物纤维、去氢表雄酮,有预防癌症的作用。

(13)南瓜。含有丰富的维生素 A、维生素 C、钙质和纤维素、色氨酸 –P 等,是预防癌症的好食品。

(14)萝卜及胡萝卜。含有大量维生素 C,胡萝卜还含有丰富的胡萝卜素,所以它们具有极好的防癌作用。

(15)蘑菇。营养丰富,含有人体必需的氨基酸、多种维生素和矿物质,含有硒和维生素 D,能增强人体免疫力,有利于预防男性生殖器肿瘤。

(16)西葫芦。含有丰富的维生素 C、蛋白质、胡萝卜素、钙等营养成分。具有清热利尿、消肿散结、抗病毒和肿瘤的作用。

(17)苦瓜。苦瓜的抗癌作用是由于它含有一种类奎宁蛋白,能激活免疫细胞的活性,苦瓜种子中含有抑制细胞侵袭、转移的成分。

(18)茄子。含有龙葵碱、葫芦素、水苏碱、胆碱等物质,其中龙葵碱和葫芦素被证实具有抗癌作用。

(19)大蒜。含有的大蒜素、大蒜辣素对许多癌细胞有强烈的抑制作用,大蒜素还能阻断体内合成亚硝胺。大蒜含有硒、锗,能激活巨噬细胞的吞噬功能。

(20)百合科、十字花科蔬菜。百合科(如葱、洋葱、蒜等)和十字花科(如圆白菜、白萝卜等)蔬菜含有大量的硫化合物,能够增强肝脏对异物解毒时所需酶的作用,能增强人体预防癌症的效果。

(21)酸奶。酸牛奶不仅含有天然的抗菌物质,还可以抑制肿瘤,因为酸奶中的乳酸菌,能把癌细胞中的物质分解成乳酸。在人的直肠中,乳酸能抑制大肠埃希菌等有害细菌的生长,并吞噬致癌物质,使之不能发挥作用。为了达到防治癌症的效果,进食乳酸菌食品应避免加热。

（22）豆浆。豆类食品含有较多的异黄酮类化合物和植物激素。异黄酮类化合物具有抗癌作用。植物激素可以协调人体的内分泌功能。经常喝豆浆,可以降低患乳腺癌、结肠癌和前列腺癌的可能性,而且豆浆中其他化合物可以改善人体内分泌功能,使人的抗癌能力增强。

（23）草莓。味甘酸,性凉。有生津止渴、解热消暑、健脾利尿等功效。可用于小便涩痛、尿色深黄等病症的治疗。草莓中的维生素 C 含量丰富,有阻断致癌亚硝胺的合成,抑制癌细胞中某种酶的活性,甚至使癌细胞转化为正常细胞。

（24）大枣。营养丰富,含有较高的糖、铁、无机盐、维生素,尤其是维生素 C 含量特别丰富,鲜枣中含量更高,每 100 克大枣含维生素 C 高达 343 毫克,比苹果、梨等高百倍以上。含有三萜类化合物和腺苷二磷酸。三萜类化合物大都具有抑制癌细胞的功能,作用超过某些抗癌药。腺苷二磷酸有调节细胞分裂的作用。两者协同作用,可以使异常增生的癌细胞分裂趋向正常。

（25）绿茶。具有明显的防癌作用。

（26）无花果。又名天生子,味甘性平,不但有清热解毒消肿之功,而且具有健胃清毒之效。其味甘美,补益脾胃,可兼收增进营养、健胃解毒、防癌抗癌的特殊功效。从无花果中提取出的活性成分,可阻止癌细胞生长,抑制癌细胞的蛋白合成,使癌细胞失去营养而死亡,具有明显的抗癌、防癌、增强人体免疫功能的作用。

饮食误区与禁忌

（1）少摄取脂肪。摄取过多脂肪，而运动量不足的人，罹患癌症的概率较高。因此，每日的脂肪摄取量最好不要超过饮食总热量的30%。

（2）忌吃精细的食物。加工过于精细的食物，如白面、高脂肪食物、各种甜点等，要少吃。

（3）少吃油煎、油炸食物。因为在食物的烹调过程中发生的氧化作用，容易产生自由基等有害物质。烟熏、烤焦、加硝的腊肉、酱菜、炭烤食物等，也含有强致癌物——苯并芘，所以不宜多吃。

（4）少吃糖。癌细胞是靠糖的酵解作用维持活动的，不像正常细胞是靠氧气。所以，糖对于癌症有催化作用，尤其是精白糖，不但缺乏维生素与矿物质，还消耗人体内矿物质和B族维生素，削弱机体的抗癌能力。糖直接对机体的免疫系统产生有害影响，使白细胞的吞噬能力降低，难以消灭癌细胞。

（5）少吃腌制食品。香肠、火腿、腊肉等腌制品为了防腐、保鲜，必须添加亚硝酸盐；而过多的亚硝酸盐，会产生具有致癌性的亚硝酸铵。在食用这些食物时搭配维生素C或维生素E含量丰富的蔬菜、水果，可降低亚硝酸铵的危害。

（6）切勿高温加热。以高温（200~300℃）烹调的食物，会产生多环芳香烃；含蛋白质的食物经过高温后，会产生复环胺类化合物，它们都是可致癌的化学物质。

（7）食物勿发霉。发霉食物所产生的毒素对人体有害，尤其以黄曲霉素的致癌性最高，是目前已知最强的致癌物质。而且黄曲霉素一旦污染食物，很难彻底清除。大米、小麦、花生、玉米及其制品极易受黄曲霉素污染。

（8）戒烟、少饮酒。吸烟者和酗酒者患癌症的概率较一般人高出许多。每天即使只喝两杯白酒，也会使多种癌症的发病率迅速上升。因此，戒除烟、酒等不良嗜好，对于健康绝对有利。

（9）少吃肉。除经常吃香肠等熏腌肉制品对健康不利外，大量食用瘦肉也会使前列腺癌的发病率上升。

调养食谱

1. 调养粥汤

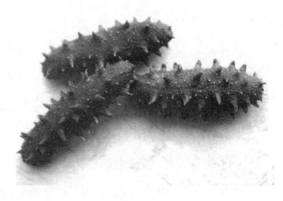

◆ **海参糯米粥**

用料：糯米 100 克，海参适量。

制法：将海参浸于水中发透，剖洗干净，切片煮烂，再加入糯米，煮成稀粥食用。

功效：含有蛋白质、脂肪、糖类、烟酸、矿物质、维生素。适宜男性生殖器肿瘤患者食用。

◆ **松子仁粥**

用料：松子仁 30 克，粳米 50 克。

制法：将松子仁置于锅中，加清水 500 毫升，加入粳米，武火煮开 3 分钟，改文火煮 30 分钟即可。

功效：含有淀粉、蛋白质、脂肪、维生素、烟酸、不饱和脂肪酸和钙、磷、铁等多种矿物质。适宜男性生殖器肿瘤患者食用。

◈ 红白粥

用料：白菜 300 克,大米 50 克,山楂 100 克。

制法：白菜洗净,切碎。山楂洗净,与白菜一同放入锅内,加水煮 30 分钟,捞出菜渣及山楂不用,取汁。将淘净的大米与汁液同入汤锅,煮至成粥即可。

功效：含有蛋白质、膳食纤维、脂肪、维生素 B_2、锌、锰、硒等营养成分。适宜男性生殖器肿瘤患者食用。

◈ 蛇草薏苡仁粥

用料：菱粉 50 克,白花蛇舌草 80 克,薏苡仁 50 克。

制法：白花蛇舌草洗净沥干。锅置火上,加入清水适量,将白花蛇舌草放入水中,武火烧沸后,改用文火慢煎 15 分钟,捞去白花蛇舌草残渣取汁。薏苡仁洗净,放入汁中,改用中火煮至裂开,放入菱粉,搅拌均匀,再煮至米熟粥稠即可。

功效：白花蛇舌草清热解毒、利尿消肿、活血止痛,抗肿瘤的作用。三味药共用具有利水通淋、防癌抗癌的作用。适宜前列腺癌患者食用。

◈ 无花果煲生地汤

用料：无花果 3 个,生地黄 50 克,鲜土茯苓 150 克,鲜猪瘦肉 100 克,精盐、鸡精各适量。制法：茯苓洗净,刮去褐色表皮,切片;无花果、生地黄洗净;鲜瘦肉洗净血污,切块。将以上用料一同放入锅内,加适量清水,先用武火浇沸后,改用中火煲一个半小时,加入精盐、鸡精调味即可。

功效：含蛋白质、脂肪、维生素 B_1、钙等营养成分。无花果中提取出的活性成分，可阻止癌细胞生长，抑制癌细胞的蛋白合成，使癌细胞失去营养而死亡，具有明显的抗癌、防癌、增强人体免疫功能的作用。适宜男性生殖器肿瘤患者食用。

◈ 海带绿豆汤

用料：海带 15 克，绿豆 15 克，甜杏仁 9 克，玫瑰花 6 克(布包)，红糖适量。

制法：绿豆洗净；海带切丝。将海带、绿豆、甜杏仁、布包玫瑰花一同放入锅中，加水煮至绿豆熟烂，取出玫瑰花包，加入红糖即可。

功效：含蛋白质、膳食纤维、维生素 B_2、碘、钙、磷、锰、锌等多种营养成分。具有清热解毒、凉血清肺、疗疮除痘等功效。适宜男性生殖器肿瘤患者食用。

◈ 牛膝蛤蜊汤

用料：蛤蜊 250 克，牛膝 30 克，车前子 20 克，王不留行 20 克，精盐、鸡精各适量。

制法：蛤蜊肉洗净；牛膝、车前子、王不留行装入纱布袋内备用。将蛤蜊肉和药包一同放入砂锅内，加适量清水，用文火煎煮半小时。取出药包，加精盐、鸡精调味即可。

功效：含有蛋白质、脂肪、微量元素和氨基酸。适宜男性生殖器肿瘤患者食用。

◈ 爵床红枣汤

用料：爵床草 50 克，红枣（干）30 克。

制法：将爵床草洗净，切碎，同红枣一起加入 1000 毫升的清水锅内，煎至水剩 400 毫升左右即可。

功效：含有蛋白质、膳食纤维、各种维生素及微量元素。适宜男性生殖器肿瘤患者食用。

◈ 益母田螺汤

用料：田螺 250 克，益母草 125 克，车前子 30 克，木香 10 克。

制法：田螺漂洗净，去尾尖；益母草洗净，切碎；车前子及木香用纱布包好备用。将诸味药共入砂锅，加水煎汤即可。

功效：含有钙、镁、硒等矿物质。适宜男性生殖器肿瘤患者食用。

◈ 红薯姜汤

用料：红薯 300 克，姜 100 克，白糖、精盐各适量。

制法：红薯去皮洗净，切大块；姜去皮洗净，切块。锅置火上，加适量清水烧沸，放入红薯、姜块，武火煮开后，转文火煮约 30 分钟，再加入精盐、白糖搅匀即可。

功效：含有胡萝卜素、赖氨酸、植物纤维、去氢表雄酮，有预防癌症的作用。适宜男性生殖器肿瘤患者食用。

◈ 玉米排骨汤

用料：玉米 100 克，猪肉排 300 克，葱、姜、精盐、鸡精各适量。

男科病的治疗与调养

制法：玉米去皮、去丝，切成小段；猪肉排洗净，入沸水锅打焯，捞出洗净沥干；姜切片、葱切段。砂锅重置火上，加清水适量，将排骨、姜片、葱段一起放入锅中武火煮沸后，转文火煲约30分钟，再放入玉米，同煲15分钟后，加入适量精盐、鸡精调味即可。

功效：含有丰富的钙、镁、硒等微量元素和多种维生素，常吃玉米有一定的防癌作用。适宜男性生殖器肿瘤患者食用。

2. 调养菜谱

◈ 春笋熘腰花

用料：猪腰300克，春笋片100克，植物油500毫升（实耗50毫升），葱花、蒜末、姜末、泡辣椒、精盐、鸡精、酱油、醋、白糖、水淀粉、肉汤、干淀粉、胡椒粉各适量。

制法：猪腰洗净，一劈两半，去掉腰脂膜，皮朝下在菜板上直刀切成长条，再横着斜刀切，每切两刀切下（称鱼鳃花刀）。将切好的猪腰块放在容器中，先加精盐拌匀，再撒上干淀粉。锅内注油烧至六成热，下入猪腰块，用手勺推散至熟，倒入漏勺中沥去油待用。将醋、酱油、鸡精、肉汤、水淀粉调成芡汁备用。炒锅置火上烧热，用油滑锅，留少量植物油，将姜末、蒜末、葱花、泡辣椒、春笋片略煸，然后放入猪腰块，倒入芡汁，颠翻几下出锅装盘，撒上胡椒粉即可。

功效：含有蛋白质、脂肪、碳水化合物、钙、磷、铁和维生素等成分。适宜性功能障碍患者食用。

◈ **蚝油菜花**

用料:菜花 400 克,虾子酱油 15 毫升,花生油 500 毫升(约耗 30 毫升),干淀粉、蚝油、香油、精盐、白糖、料酒、葱花各适量。

制法:菜花洗净,掰成小朵,随凉水下锅,同时加入精盐 5 克,煮熟后捞出,沥干水分,薄薄地滚上一层干淀粉;将虾子酱油、精盐、蚝油、白糖、料酒、干淀粉放入碗内,调成芡汁。炒锅置火上,注入花生油,烧至七成热,下菜花炸呈金黄色,捞出,沥油。原锅留少许底油,下葱花略煸,投入菜花,倒入芡汁,翻炒均匀,淋入香油即可。

功效:含有丰富的维生素 C、维生素 B_2、胡萝卜素和多种矿物质等成分。具有增强肝脏的解毒能力,提高机体的免疫力。适宜男性生殖器肿瘤患者食用。

◈ **韭菜炒西葫芦**

用料:韭菜 100 克,西葫芦 500 克,大蒜、酱油、精盐、食油各适量。

制法:将西葫芦洗净切成细丝;韭菜洗净切成 2 厘米长的段;大蒜切成末。炒锅置火上,注油烧热,投入蒜末、精盐,再放入西葫芦丝,快速翻炒至软,加入酱油、韭菜段炒匀即可。

功效:含有丰富的维生素 C、蛋白质、胡萝卜素、钙等营养成分。具有清热利尿、消肿散结、抗病毒和肿瘤的作用。适宜男性生殖器肿瘤患者食用。

◈ **洋葱拌番茄**

用料:番茄 300 克,洋葱 100 克,植物油 10 克,白砂糖

10毫升,香油、精盐、醋、胡椒粉少许。

制法:番茄洗净,放入沸水锅中烫一下,捞出,剥皮。将番茄纵向一切两半,再横向切成片,码在盘内。洋葱洗净,一切两半,放入沸水锅中烫一下,迅速捞出。将洋葱晾凉后切成细丝,放在番茄片上。撒上精盐和胡椒粉,腌数分钟。炒锅置火上,注油烧热,加入白糖和醋调成汁,浇在番茄上,淋上香油即可。

功效:含有蛋白质、糖类、膳食纤维、番茄红素、各种微量元素、维生素、烟酸、胡萝卜素。适宜男性生殖器肿瘤患者食用。

◈ 白萝卜拌海蜇皮

用料:白萝卜200克,海蜇皮100克,植物油50毫升,精盐、葱花、白糖、麻油各适量。

制法:白萝卜洗净,切成细丝,用精盐拌透。海蜇皮切成丝,先用凉水冲洗,再用冷水漂清,挤干,与萝卜丝一起放入碗内拌匀。炒锅上火,下植物油烧热,放入葱花爆香,趁热倒入碗内,加适量白糖、麻油拌匀即成。

功效:萝卜所含的杀菌素对白喉、脑膜炎、感冒等细菌和病毒有较强的杀灭、抑制作用;同时,它还有很好的防癌、抗癌作用。适宜男性生殖器肿瘤患者饮用。

◈ 红烧海参

用料:水发海参400克,冬笋100克,葱段、姜片、精盐、鸡精、白糖、料酒、酱油、水淀粉、食用油各适量。

制法:将海参清洗干净,切成小段。冬笋洗净切成片,入沸水中焯后捞出,控干水分。锅内注油烧热,加入葱段、姜片爆香,加入调料调好口味,加入高汤,待汤煮沸后下入海参、冬笋片,撇去浮沫,用文火煮8分钟,将水淀粉分数次加入汤中,待汁收浓时,淋入香油即成。功效:含有蛋白质、胆固醇、硫酸软骨素、糖类、矿物质和多种氨基酸等营养成分。具有养血补血,防癌抗癌之功效。适宜男性生殖器肿瘤患者食用。

◈ 海带肉冻

用料:海带、带皮猪肉、桂皮、大茴香、精盐适量。

制法:海带泡软,洗净切丝;带皮猪肉洗净,切小块。锅置火上,加入清水适量,将海带丝、肉块、桂皮、大茴香放入水中搅拌均匀,武火煮沸,改文火煨至原料呈烂泥状时放入盐,盛于盘内,晾凉成冻即可。

功效:含有海藻多糖等多种营养成分,适宜前列腺肿瘤患者食用。

◈ 南瓜烧鸡

用料:南瓜300克,鸡腿1只,洋葱50克,郁金10克,陈皮10克,香附10克,葱、姜、酱油、料酒、冰糖各适量。

制法:南瓜去皮、内瓤,切成块状;鸡腿切块,用沸水汆烫,捞出沥干;郁金、陈皮、香附加水煎煮,去渣、取汁;葱切段,姜切末,洋葱切丁。锅置火上,注油烧热,加入葱、姜、洋葱爆香,放入鸡腿煸炒,再加入南瓜,中药汁及所有调味料,加水300毫升煮至汤汁收干即可。

功效:含有维生素A、维生素C、钙、锌、锰、硒等营养成分。具有理气开郁、壮阳保肝、增强免疫力及增加体力的作用。适宜男性生殖器肿瘤患者食用。

◈ 芙蓉银鱼

用料：银鱼 200 克，鸡蛋清 5 只，熟火腿 15 克，青菜丝、水发香菇丝各少许，料酒、香油、上汤、生粉、鸡精、精盐各适量。

制法：银鱼摘去头抽去肠后洗净，放在沸水锅中氽熟，捞出沥干。鸡蛋清加入适量盐、料酒、鸡精和水、生粉水打成薄粥形，将氽熟的银鱼放入拌匀。锅置火上，注入熟猪油烧至四成熟时，将蛋白徐徐倒入油锅中，边倒边用铁勺轻轻搅动，待其上浮溜熟后，倒入漏勺，滤去油。原锅重置火上，加入上汤、香菇、火腿、青菜丝、料酒、精盐、鸡精煮沸，再把溜好的蛋白银鱼倒入烧滚，用生粉水勾芡，淋上香油即可。

功效：含有钙、磷、锌、锰、硒、维生素 B_1、维生素 B_2、烟酸等营养成分。具有抑制癌细胞生成的作用。适宜男性生殖器肿瘤患者食用。

◈ 瓢荷包鲫鱼

用料：鲫鱼 500 克，水浸海参 10 克，鱼肚 10 克，火腿 15 克，玉兰片 10 克，冬菇 50 克，口蘑 50 克，瘦猪肉 75 克，清汤、熟猪油、花生油、鸡油、大葱、姜、酱油、黄酒、白砂糖、各适量。

制法：鲫鱼刮鳞去鳃，去除内脏，洗净；葱、姜切细末；猪肉洗净，剁成馅；海参、鱼肚、玉兰片、冬菇、口蘑洗净沥干，均切成 0.8 厘米见方的小丁。将酱油、葱末、姜末、黄酒和熟猪油调于猪肉馅中，搅拌均匀，装入鱼腹内。锅置火上，注入花生油，中火烧至八成热时，放入鲫鱼煎炸至熟，捞出。原锅重置火上,注入熟猪油,烧至八成热时,放入葱末、姜末爆香,将酱油、黄酒、白糖和鲫鱼连同清汤倒入锅中,武火烧沸后,改文火煨 1 小时,将鱼捞出盛盘。熟鸡油入锅中,搅拌均匀后浇在鱼身上即可。

功效:含有大量的维生素、锰、锌、碘等营养成分。适宜睾丸癌患者食用。

◈ 炸芝麻黄鱼排

用料:大黄鱼 500 克,芝麻 50 克,鸡蛋 5 个,花生油、淀粉(玉米)、料酒、精盐、鸡精、大葱、姜、白砂糖各适量。

制法:黄鱼去鳞、头、内脏,洗净,用刀沿脊背剖成两半,剔去上中脊骨,剥去外皮和胸刺,再将每半片鱼肉均切成两条长片,放在碗中,加入鸡精、料酒、精盐、糖、葱末、姜末拌匀,腌渍入味;鸡蛋打在碗中,加入淀粉调成蛋糊。锅置火上,加入花生油烧至五六成热,把鱼片挂上蛋糊,两面再黏匀芝麻放在油锅内浸炸,当油温升至八成热时,鱼肉外皮变脆,内部已成熟,即可用漏勺捞出,改刀切成 1.5 厘米宽的长条,并排码入盘中即可。

功效:含有 17 种氨基酸及多种营养成分,是癌症患者理想的蛋白质补充剂,对患有生殖器癌并同时有大便溏泄者尤为适宜。

◈ 虾子烧鲨鱼皮

用料:鲨鱼皮 300 克(水发),虾子 15 克,葱姜油 15 克,精盐、料酒、葱、姜、鸡精、白糖、高汤、水淀粉、酱油各适量。

制法:鲨鱼皮洗净,切成长 4 厘米,宽 2 厘米的菱形片泡在清水内；葱、姜切丝；虾子洗净，加入高汤、葱丝、姜丝上锅蒸透，用纱布过滤；将鱼皮用沸水焯后加高汤、料酒稍煮，捞出沥干水分。炒锅置火上，注油浇热，放入虾略炒，加入葱丝、高汤、料酒、姜汁、白糖、精盐、鸡精烧沸，打去浮沫，放入鱼皮文火煮入味，转武火加水淀粉勾芡，淋入葱、酱油即可。

功效：含有较高的蛋白质、维生素 A、钙、磷、锌等营养成分。具有益气滋阴、补虚壮腰、抗癌等功效。适宜男性生殖器肿瘤患者食用。

◆ 番茄虾仁

用料：虾仁 300 克，豌豆 100 克，鸡蛋清 25 克，猪油（炼制）100 克，番茄酱 50 克，淀粉（玉米）25 克，精盐、白砂糖、料酒、鸡精各适量。

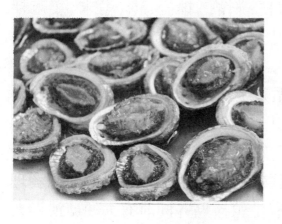

制法：虾仁洗净，沥干水分，用精盐、料酒、鸡蛋清和干淀粉上浆；精盐、料酒和鸡精用湿淀粉对成芡汁。锅置火上，注猪油烧至四成热，倒入虾仁，用铁筷轻轻拨散，倒入漏勺中控去油。锅中留底油，加番茄酱炒至翻沙，倒入豌豆和虾仁同炒，烹入芡汁即成。

功效：含有优质蛋白质、脂肪、胡萝卜素、多种维生素及微量元素。适宜男性生殖器肿瘤患者食用。

◈ 海参鹿茸汤

用料：海参20克，鹿茸10克，大葱、姜、精盐少许。

制法：鹿茸片放在锡纸上，用微火加热，然后刮去鹿茸的茸毛备用；海参用水发透。将鹿茸、海参放在盆内，加入葱、姜、精盐、清汤，蒸1~2小时即成，吃鹿茸、海参，喝汤。

功效：含有蛋白质、胆固醇、硫酸软骨素、糖类、矿物质和多种氨基酸，其中钒的含量居各种食物之首，可增强造血功能。适宜男性生殖器肿瘤患者食用。

◈ 酿苦瓜

用料：猪肉（肥瘦）200克，苦瓜200克，鸡蛋1个，料酒10毫升，精盐、姜、酱油、白糖少许。

制法：猪肉剁成茸，加入鸡蛋、酱油、精盐、料酒、生姜（切末），调匀成猪肉馅；苦瓜洗净，去籽。将调好的肉馅塞入苦瓜中，并切成段。锅置火上，注油烧热，加入苦瓜，用文火烧熟后，加入料酒、白糖，焖烧片刻即可。

功效：含有优质蛋白质、铬和类似胰岛素的物质，以及人体必需的脂肪酸、血红素、半胱氨酸，还含有一种独特的生理活性蛋白质和丰富的B族维生素。适宜男性生殖器肿瘤患者食用。

◈ 海带花生猪手煲

用料：海带（发好的）100克，花生米50克，猪手200克，清汤500毫升，生姜、葱、精盐、鸡精、白糖、胡椒粉各适量。

制法：海带洗净切成丝；花生米泡洗干净；猪手砍剁成块；生姜切片，葱切花。将瓦煲注入清汤，加入猪手、海带、花生米、姜、煲煮 40 分钟后，调入精盐、鸡精、白糖、胡椒粉再煲 20 分钟至猪手熟烂，撒入葱花即可。

功效：含有维生素 B_1、维生素 B_2、胶原蛋白、脂肪、锌、锰、钙、硒等成分。具有延缓衰老，防癌抗癌之功效。适宜男性生殖器肿瘤患者食用。

3. 调养羹饮

◈ 苦瓜芡实羹

用料：苦瓜 200 克，芡实米 15 克，冰糖 30 克。

制法：苦瓜捣烂取汁；芡实米磨成粉。将苦瓜汁加水适量煮沸，再加芡实粉、冰糖拌匀，稍煮即可。早晚服用。

功效：含有淀粉、铬、多种维生素和胡萝卜素，以及类似胰岛素的物质，还含有一种独特的生理活性蛋白质和丰富的 B 族维生素。适宜男性生殖器肿瘤患者食用。

◈ 葵菜羹

用料：葵菜 300 克，淀粉 50 克，精盐、鸡精各适量。

制法：将葵菜叶洗净，煮沸，加入少量淀粉作羹，以精盐、鸡精调味即可。

功效：含有脂肪油和蛋白质。适宜男性生殖器肿瘤患者食用。

◈ 蜂蜜南瓜汁

用料：新鲜南瓜适量，蜂蜜适量。

制法：南瓜去瓤洗净切丝，榨取汁液，将蜂蜜倒入汁液中,搅拌均匀即可。

功效:含有淀粉、蛋白质、胡萝卜素、B 族维生素、维生素 C 和钙、磷等成分。具有利尿和镇静作用,辅助治疗前列腺癌。

◈ 荷花绿茶饮

用料:干荷花 10 克,绿茶 3 克。

制法:将荷花、绿茶用滚沸水 300 毫升浸泡 15 分钟即可,代茶饮。

功效:具有清热解毒,防癌的作用。适宜男性生殖器肿瘤患者饮用。

◈ 番茄苹果汁

用料:番茄 200 克,苹果 100 克,芹菜 30 克,柠檬汁 30 克。

制法:番茄洗净去皮、蒂,苹果洗净去皮、核,均切成小丁。芹菜洗净切成小段。将番茄、苹果、芹菜放入榨汁器榨汁,倒入杯中。加入柠檬汁即可饮用。

功效:含有维生素、胡萝卜素、蛋白质、果酸、糖类,以及铁、锌等微量元素。适宜男性生殖器肿瘤患者食用。

青少年男科病患者饮食调养方案

饮食调养原则

中医学理论认为,青少年男科病或因肾虚气化不利而起,或因肝经湿热下注而起,应遵循以下调养原则:

(1)宜多吃动物内脏。动物内脏中含有较多的胆固醇,而胆固醇是合成性激素的重要原料。动物内脏中还含有10%左右的肾上腺皮质激素和性激素，因此适量食用肝、肾、肠、肚、心等动物内脏，有利于提高体内雄激素的分泌，促进青少年男科病的康复。

（2）宜多食含钙食品。钙离子能改善男性青少年的生殖器状况。每天服用 1000 毫克钙和 10 微克维生素 D 能促进青少年男科病的康复。虾皮、咸蛋、奶酪、乳类、蛋黄、大豆、海带、芝麻酱等食物含钙较多；牛奶和鲑鱼中含有维生素 D。

（3）应多吃含有蛋白质、维生素的食品，如瘦肉、鸡蛋、新鲜蔬菜、水果等。为确保青少年男科病的康复，应每天摄取优质蛋白质 40～60 克。

宜吃的各类食品

（1）赤小豆。含有蛋白质、脂肪、碳水化合物、膳食纤维、核黄素、烟酸（尼克酸）。具有清热利湿、解毒利尿、凉血祛瘀之功效。主治水肿、小便不利、淋病、泄泻、腹胀、便血等症。

（2）粳米。含有大量碳水化合物、蛋白质、氨基酸、脂肪、钙、磷、铁及 B 族维生素等，是治疗虚证的食疗佳品。

（3）香椿。具有燥湿清热，收敛固涩，清热解毒，健胃理气，润肤明目等功效。内含丰富的维生素 C、胡萝卜素等，可提高机体免疫功能。

（4）银耳。含有蛋白质、脂肪、多种氨基酸、矿物质、氨基酸、钙、磷、铁、钾、钠、镁、硫、海藻糖、多缩戊糖、甘露糖醇等营养成分，有强精、补肾、润肠、益胃、补气、和血、强心、壮身、补脑、提神的功效。

（5）胡萝卜。含维生素 A，有助于细胞的增殖与生长。适宜青少年男科病患者食用。

（6）绿豆芽。含有维生素 C、核黄素、膳食纤维,营养价值比绿豆更大。有预防癌症的功效。经常食用,可清热解毒,利尿除湿。

（7）丝瓜。含蛋白质、脂肪、碳水化合物、钙、磷、铁及维生素 B_1、维生素 C,还有皂苷、植物黏液、木糖胶等。具有清热化痰、凉血解毒、解暑除烦、通经活络之功效。

（8）猪蹄。含有丰富的胶原蛋白质,脂肪含量比肥肉低,且不含胆固醇,有助于青少年生长发育和减缓中老年妇女骨质疏松的速度。猪蹄有壮腰补膝和通乳之功,可用于肾虚所致的腰膝酸软等症。

（9）猪脬。即猪的膀胱。具有补肾固精、解毒疗疮的功效。主治遗尿、湿疹、遗精、梅毒等。

（10）冬瓜。含蛋白质、糖类、胡萝卜素、多种维生素、粗纤维和钙、磷、铁等营养素。具有清热解毒、利水消痰、除烦止渴、祛湿解暑。用于心胸烦热、小便不利等症。

（11）羊肉。补虚劳,祛寒冷,温补气血;益肾气,补形衰,开胃健力;助元阳,益精血。主治肾虚腰疼、阳痿精衰、形瘦怕冷、病后虚寒等症。

（12）鸡肉。含有蛋白质、脂肪、硫胺素、核黄素、烟酸、维生素 A、维生素 C、胆固醇、钙、磷、铁等多种成分。

（13）鸭蛋。含丰富的蛋白质、脂肪、碳水化合物、维生素 A、维生素 B_1、维生素 B_2、维生素 E、维生素 D、生物素、烟酸、矿物质钙、铁、磷、钠、钾、镁、锌、铜等营养成分,味甘咸性凉,具有养阴清肺、补心止热、滋养身体、强壮体格的功效,适宜青少年男性疾病患者食用。

（14）莲藕。含有淀粉、蛋白质、天门冬素、维生素 C 以及氧化酶成分，含糖量也很高，生吃能清热解烦，解渴止呕；如压榨取汁，其功效更强。煮熟的藕味甘性温，能健脾开胃，益血补心，故主补五脏，有消食、止泻、生肌的功效。

（15）莲子。营养丰富，香美可口，并具清血、散瘀、益胃、安神的功用，被作为珍贵的滋补食品。味甘、涩，性平，有补脾、止泻、清心、养神、益肾的作用，常用来治疗心悸失眠、男子遗精、滑精及脾胃虚弱等症。

（16）龙眼。含有蛋白质、脂肪、糖类、胡萝卜素、铁、维生素 B_2、维生素 C、尼克酸等营养成分，有壮阳益气、养血安神的功效。

（17）金银花。有清热解毒之功效。

（18）荔枝。果肉中含糖量高达 20%；每 100 毫升果汁中，维生素 C 含量最高可达 70 毫克，还含有蛋白质、脂肪、柠檬酸、果酸、磷、钙、铁等成分。

（19）茴香。温阳散寒，理气止痛，有抗溃疡、镇痛作用，茴香油有不同程度的抗菌作用。

饮食误区与禁忌

（1）禁止吸烟喝酒。烟酒对青少年的不良影响要远远大于对成年男性的影响，更不利于青少年男科患者的康复，所以要绝对禁止吸烟喝酒。

（2）少吃辛辣等刺激性的食物。辛辣刺激性的食物（如辣椒、胡椒等）对生殖系统有不良刺激，所以尽量少吃辛辣刺激性的食物是很有必要的。

（3）忌吃过分寒凉食品，如冰镇饮料之类。因为寒凉败胃，影响消化吸收,从而影响身体健康;寒凉还会使血管收缩,不利于青少年男科病的康复。

(4)少喝咖啡。一杯咖啡中含有 60 ~ 65 毫克咖啡因。咖啡因会损伤青少年男性的生殖系统,因此建议男性尽量少喝咖啡。

(5)不要偏食。偏食会降低身体素质,不利于青少年身体发育,以及青少年男科病的治疗、康复。要想提高身体素质,就应当平衡饮食。

调养食谱

1. 调养粥汤

◈ 银鱼羊肉粥

用料:糯米 100 克,银鱼干 50 克,羊肉(熟)50 克,白萝卜 100 克,猪油(炼制)15 克,葱、姜、料酒、精盐、鸡精、胡椒粉各适量。

制法:糯米淘洗干净,浸泡一晚;羊肉(煮熟)、白萝卜均切成丝;葱、姜洗净均切末;干银鱼拣尽杂质,用冷水浸泡片刻,清洗干净。锅置火上,加水约 1500 毫升,放入糯米,大小烧沸,再改用小煮至米粒将开花时加入白萝卜丝、羊肉丝、银鱼、料酒、精盐、鸡精、猪油、葱末、姜末,同煮至熟烂成粥,再撒上胡椒粉即可。

功效:含有维生素 A、维生素 B_1、维生素 B_2、钙、镁、钾、锌、锰、硒等营养成分。适宜肾虚腰疼、阳痿精衰、形瘦怕冷等青少年男科病患者食用。

◈ **菊花粥**

用料：粳米 100 克，菊花 15 克，冰糖 20 克。

制法：粳米淘洗干净；菊花洗净，切细；冰糖打碎成冰糖屑。将菊花、粳米、冰糖同置锅内，加清水适量，用武火烧沸后，改用文火煮至米烂粥稠即可。

功效：含有蛋白质、氨基酸、脂肪、钙、磷、铁及 B 族维生素。适宜虚证引起的青少年男科疾病患者食用。

◈ **枝子仁莲子心粥**

用料：枝子仁 5 克，莲子心 5 克，粳米 60 克，白糖适量。

制法：粳米淘洗干净；枝子仁碾成细末；莲子心洗净。锅置火上，加适量清水，将粳米、莲子心入锅以武火浇沸，改文火煮至粥将成时，调入枝子仁末和适量白糖稍煮片刻，即可食用。

功效：含有蛋白质、氨基酸、脂肪、钙、磷、铁等营养成分。适宜青少年患有遗精、滑精等症者食用。

◈ **荔枝粥**

用料：荔枝核 30 克，粳米 50 克。

制法：粳米淘洗干净；荔枝核洗净。锅置火上，加适量清水，放入荔枝核，用文火煎，取汁，再加入粳米煮粥至熟烂即可。

功效：含有蛋白质、脂肪、膳食纤维、维生素、烟酸和多种微量元素。适宜青少年男科病患者食用。

◈ **茴香粥**

用料：小茴香 15 克，粳米 100 克。

制法：粳米淘洗干净。锅置火上，加适量清水，放入小茴香，用文火煎，去渣取汁，再放入粳米，煮至米熟粥稠即可。

功效：含有淀粉、蛋白质、脂肪、维生素、烟酸和多种微量元素。适宜青少年男科病患者食用。

◈ **赤小豆鲤鱼汤**

用料：赤小豆 150 克，鲤鱼 1 条，料酒、精盐各适量。

制法：鲤鱼宰杀、去内脏，洗净后切大块；赤小豆洗净。砂锅加适量清水，放入所有原料，煲至熟烂即可。

功效：含有淀粉、脂肪油、蛋白质、维生素 A、维生素 B_2、烟酸、锌、维生素 C，植物皂素、锰、硒等营养成分。具有利水消肿、解毒排脓、清热去湿等功效。适宜青少年男科疾病患者食用。

◈ **母鸡滋补汤**

用料：母鸡 1 只，藕 20 克，黄芪 30 克，山药 30 克，党参 10 克，当归 10 克，桂枝、小茴香、生姜、胡椒、精盐、鸡精各适量。

制法：母鸡去毛、去内脏，洗净；黄芪、山药、党参、当归、藕用布包好；桂枝、小茴香、生姜、胡椒等用布包好。将母鸡和中药布包、调料布包一同放入锅中，加清水淹没，以武火煮沸后，转为文火炖至鸡肉烂熟，去掉中药布包、调料布包，加入精盐、鸡精调味即可。

功效：含有蛋白质、磷脂类、糖类、膳食纤维及多种维生素。适宜青少年男科病患者食用。

◈ 八月扎猪肉汤

用料：鲜八月扎 100 克（去掉果实），猪瘦肉片 250 克，精盐、鸡精、麻油各适量。

制法：将八月扎洗净，切片，和猪瘦肉片一同放入砂锅，加水 600 毫升，以武火烧沸，再改为文火炖至熟透，放入精盐、鸡精、麻油调味即可。

功效：含有蛋白质、维生素和微量元素。适宜青少年男科病患者食用。

2. 调养菜谱

◈ 马兰头炒鸭蛋

用料：马兰头 350 克，鸭蛋 2 个，精盐、鸡精、葱花、植物油各适量。

制法：马兰头去杂洗净，入沸水锅焯一下，捞出沥干水分，切碎；鸭蛋磕入碗内搅匀。锅置火上，注油烧热，下葱花爆香，倒入鸭蛋煸炒，加入精盐炒成小块，投入马兰头炒至入味，加鸡精即可。

功效：丰富的蛋白质、脂肪、胡萝卜素、维生素 C 等营养成分，具有滋阴清肺、清热凉血的功效。适宜青少年男科病患者食用。

◈ 凉拌银耳

用料：鲜银耳 150 克，黄瓜 1 根，精盐、蒜、红辣椒、糖、醋、芝麻油各适量。

制法：鲜银耳洗净撕成小朵；红辣椒洗净切碎；蒜切片；黄瓜洗净切条，加精盐搅拌均匀，稍卤片刻，再入冷沸水中洗净，捞出沥干水分。锅置火上，注水烧沸，加鲜银耳稍煮片刻，捞出沥干。将银耳、黄瓜条、蒜片、糖、醋、精盐、芝麻油、红辣椒一同放入盆内搅拌均匀即可。

功效：含有蛋白质、脂肪、钙、磷、铁、钾、钠、镁等营养成分。适宜青少年男科病患者食用。

◈ 炸胡萝卜

用料：胡萝卜 120 克，猪肉 100 克，鸡蛋 3 个，淀粉、面粉、葱、姜、精盐、鸡精各适量。

制法：胡萝卜洗净，切片；葱、姜切末；猪肉洗净剁成茸。将葱末、姜末、精盐、鸡精放入猪肉茸中拌匀成馅。鸡蛋打入碗内，将面粉、淀粉放入碗内搅匀成蛋糊。肉馅放入每两片胡萝卜片之间，挂上面粉黏匀蛋糊。锅置火上，注油烧至六成热，下入胡萝卜炸至呈黄色时捞出，沥干油即可食用。

功效：含有蛋白质、脂肪、糖类、胡萝卜素、铁、维生素 B_2、维生素 C3、尼克酸等营养成分。适宜青少年男科病患者食用。

◈ 油炸香椿

用料：香椿 100 克，鸡蛋 2 个，干淀粉、面粉、植物油、精盐各适量。

制法：香椿洗净晾干，盐水稍腌，挤去水分，放入盘内。鸡蛋打入碗内，加入干淀粉、面粉、植物油、精盐搅匀成糊。锅置火上，注植物油烧至六成热时，将香椿蘸鸡蛋糊放入锅内炸至呈金黄色时捞出。待油温至八成热时,再入锅炸至起皮,捞出即可食用。

功效;含有丰富的维生素 C、胡萝卜素等。适宜青少年男科病患者食用。

◈ 荔枝炖牛脯

用料:荔枝肉干 20 克,牛脯肉 500 克,黄酒 30 毫升,面粉 20 克,料酒、精盐、鸡精、白糖、牛肉汤、胡椒粉、葱段各适量。

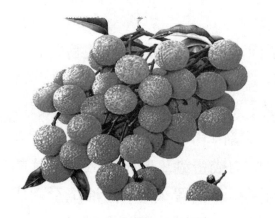

制法:牛脯肉切成块,打两遍水焯,洗净;荔枝肉用油、精盐水打焯。锅置火上,加黄酒化开,放入面粉炒黄,加适量清水、牛肉块、葱段、料酒炖至七成熟,再加入荔枝肉,文火炖至内熟烂,加精盐、鸡精、白糖、料酒、胡椒粉,炖沸即可。

功效:含有丰富的维生素 C、蛋白质、脂肪、柠檬酸、果酸、磷、钙、铁等成分。对青少年男科病患者有辅助治疗作用。

◈ 玄参炖猪肝

用料:玄参 15 克,猪肝 500 克,花生油、淀粉、糖、酱油、料酒、葱、姜、精盐、鸡精各适量。

制法:玄参洗净,用沙布包好,与猪肝同煮 1 小时,取出猪肝切片,原汤备用;葱、姜切片。锅置火上,注油浇热,加姜、葱爆香，放入猪肝片，再加酱油、糖、料酒、猪肝原汤，用湿淀粉勾芡，加精盐、鸡精调味即可。

功效：含有蛋白质、胆固醇、维生素 A、钠、锌、硒、磷、镁、钾，以及多种人体所需的氨基酸等。适宜青少年男科病患者食用。

◈ 山药枸杞子煲牛腰

用料：牛腰 4 个，怀山药 60 克，枸杞子 15 克，芡实 30 克，精盐、鸡精各适量。

制法：鲜牛腰从中间切开，割去白膜，洗净，入沸水锅焯去膻味。怀山药、枸杞子、芡实洗净，与牛腰一同放入砂锅内，加清水适量，武火煮沸后，改文火煲 2 小时，加精盐、鸡精调味即可。

功效：含有蛋白质、维生素 A、B 族维生素、烟酸、铁、硒等营养成分。有补肾虚、益精之功效。适宜青少年男科病患者食用。

◈ 冬菇玉兰蹄

用料：猪蹄 800 克，香菇（干）15 克，玉兰片 60 克，姜、黄酒 20 克、精盐、白砂糖、酱油各适量。

制法：冬菇洗净，泡发；猪蹄刮洗干净，从趾缝处剖成两片，切块，放沸水中余烫，捞出沥干；姜洗净切片。砂锅置火上，将冬菇、玉兰片、猪蹄一同放入砂锅中，加水适量（以没过表面为宜），再加姜片、黄酒同煮至猪蹄熟烂，加入精盐、白糖、酱油，煮至汤汁浓稠即可。

功效：含有丰富的胶原蛋白、维生素 B_1、烟酸、胡萝卜素、磷、钠、锌、硒等营养成分。适宜肾虚所致的腰膝酸软等青少年男科病患者食用。

◈ 桃仁拌冬瓜

用料：冬瓜 100 克，桃仁 10 克，大蒜（白皮）15 克，香油、醋、精盐各适量。

制法：冬瓜去皮，洗净，切丝；桃仁洗净。大蒜洗净，捣成蒜泥。锅置火上，加水烧沸，将桃仁、冬瓜丝一起入锅煮几分钟，捞出沥干装盘，加入蒜泥、香油、醋、精盐调拌均匀即可。

功效：含有蛋白质、糖类、胡萝卜素、多种维生素、粗纤维和钙、磷、铁等营养成分。适宜心胸烦热、小便不利等青少年男科病患者食用。

◈ 巴戟胡桃炖猪脬

用料：猪脬膀胱 1 个（约 200 克），巴戟天 30 克，核桃 24 克，精盐适量。

制法：猪脬膀胱用粗盐擦洗净，用沸水打焯，捞出沥干。巴戟天、核桃肉洗净。将巴戟天、核桃肉放入猪脬内，置于炖盅加沸水适量，以文火隔沸水炖 1 小时后加适量精盐调味即可食用。

功效：含有蛋白质、膳食纤维、烟酸等营养成分。适宜梦中遗尿、疝气坠痛、阴囊湿痒，阴茎生疮、阳痿遗精，腰膝疼痛等青少年男科病患者食用。

◈ **青豆炒丝瓜**

用料:青豆50克,丝瓜150克,黑木耳(干)10克。植物油、精盐、淀粉(玉米)各适量。

制法:丝瓜刨皮,洗净切条;黑木耳泡发,洗净;青豆洗净。锅置火上,注油烧至五成热,放入青豆、丝瓜炒熟出锅;锅重置火上,加水浇沸,放入黑木耳及炒熟后的青豆与丝瓜一起煮沸,加精盐调味,用水淀粉勾芡炒匀即可。

功效:含蛋白质、钙、磷、铁、不饱和脂肪酸和大豆磷脂,皂角苷、异黄酮、钼、硒营养成分。对所有癌症都有抑制作用。适宜青少年男科肿瘤患者食用。

◈ **油炸香椿叶**

用料:鲜香椿叶250克,植物油500毫升,面粉、精盐适量。

制法:鲜香椿叶洗净,切碎。将适量面粉和水调成糊状,加入切碎的香椿叶和少许精盐拌匀。锅置火上,注油烧热,用羹勺盛面糊依次下入油锅,炸至呈黄色后捞出即可食用。

功效:含有蛋白质、膳食纤维、维生素 B_1、维生素 B_2、维生素 C、烟酸、胡萝卜素、磷、硒等营养成分。具有清热利湿,解毒利尿之功效。适宜小便频数,尿色黄赤,灼热刺痛,少腹弦急等青少年男科病患者食用。

◈ **炖羊肉**

用料:羊肉500克,茴香、桂皮、花椒、生姜、胡椒各5克,酒20毫升,精盐适量。

制法:将羊肉及各种调料入锅,加水煮熟即可。

功效：含有蛋白质、脂肪、钙、铁等多种矿物质。适宜青少年男科病患者食用。

◈ **花生鸡丁**

用料：鸡胸脯肉 250 克，花生仁 200 克，鲜黄瓜、豆瓣各少许，精盐、鸡精、葱丝、姜片、蒜片、料酒、清汤、熟猪油、水淀粉、鸡蛋清、香油各适量。

制法：将鸡肉洗净，切成 1.5 厘米见方的小丁，放入碗中，加精盐、鸡精、鸡蛋清、水淀粉腌渍上浆。黄瓜洗净，切成 1.5 厘米见方的小丁。将精盐、鸡精、清汤、水淀粉调成汁。锅置火上，注入熟猪油，用中火烧至四成热时，放入浆好的鸡丁滑熟，捞出沥油。将锅继续加热，烧至七成热时，放入花生仁炸至酥透，捞出沥油。锅留底油，用豆瓣、葱丝、姜片、蒜片爆香，烹入料酒，随即倒入鸡丁、花生仁、黄瓜丁及调好的味汁，迅速翻炒，至汁浓稠时，淋上香油炒匀即成。

功效：含有丰富的脂肪、蛋白质、糖类、钙、磷、铁，以及人体不能合成的 8 种氨基酸。适宜青少年男科病患者食用。

◈ **纸煨麻雀**

用料：生麻雀 3 只，茴香 9 克，胡椒 3 克，缩砂仁 6 克，肉桂 6 克，黄酒适量。

制法：将麻雀去毛及内脏洗净，茴香、胡椒、缩砂仁、肉桂装入麻雀肚内，再用湿棉纸裹上，煨熟即成。吃时空腹以黄酒送下。

功效：含有丰富的蛋白质、脂肪、各种维生素、烟酸。适宜青少年男科病患者食用。

◈ **熘虾仁**

用料：虾仁 250 克，鸡蛋清 30 克，白芝麻 50 克，猪油（炼制）50 克，淀粉（豌豆）20 克，大葱、大蒜、姜、麦芽糖、酱油、料酒、醋、香油少许。

制法：净虾仁放入碗内，加精盐、蛋清、水、淀粉搅匀腌渍。炒锅置火上，武火烧至五六成热时，放入虾仁，用筷子滑开，待虾仁炸熟后，捞出控油。炒锅重置火上，留少许底油，用姜丝、葱丝、蒜片炝锅，放入虾仁，颠炒两下，放入适量料酒、醋、酱油、精盐、汤，再放入糖勾芡，淋入香油炒匀即可。

功效：含有蛋白质、脂肪、钙及多种维生素、芝麻素、卵磷脂和多种无机盐、不饱和脂肪酸。适宜青少年男科病患者食用。

◈ **软炸对虾段**

用料：对虾 250 克，鸡蛋 1 个，植物油 500 毫升，料酒、淀粉（玉米）、精盐、大葱、姜、花椒盐各适量。

制法：对虾肉洗净，挑出沙肠，把大的虾肉切为 4 段，小的切为 3 段，用精盐擦匀后放在碗内，加入料酒、葱丝、姜丝拌和腌渍入味；鸡蛋抽打起泡，加进淀粉调成稠糊。锅置火上，注油烧至六七成热，将虾段挂匀蛋糊，投入油锅，用手勺推动，待虾段稍挺、微黄时捞出；然后再将锅内油烧至七八成热，投入虾段再快速炸一下，炸至呈金黄色、外松脆、内成熟时捞出，控净余油，盛在盘内，吃时蘸花椒盐即成。

功效：含有蛋白质、脂肪、维生素、二十二碳六烯酸（DHA）、卵磷脂、卵黄素和硒、镁等矿物质。适宜青少年男科病患者食用。

3. 调养羹饮

◈ **山楂茶**

　　用料：生山楂 60 克。

　　制法：山楂洗净，加水煎服，代茶常饮。

　　功效：含有蛋白质、膳食纤维、各种维生素和多种微量元素。适宜青少年男科病患者食用。

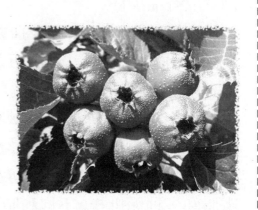

◈ **绿豆芽汁**

　　用料：绿豆芽 500 克，白砂糖 25 克。

　　制法：鲜绿豆芽洗净，沥干，切碎，榨汁，加白糖调匀即可饮用。

　　功效：含有维生素 C、核黄素、膳食纤维等营养成分。具有清热解毒，利尿除湿之功效。适宜青少年男科病者食用。

◈ **芥菜汁**

　　用料：鲜芥菜 250 克（干品 50 克）。

　　制法：芥菜洗净，加水适量煎取药汁。每日 1~2 次，连服 1 个月为 1 个疗程。

　　功效：含有蛋白质、脂肪、糖类、膳食纤维和多种维生素及挥发油。适宜青少年男科病患者食用。

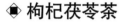

◈ **枸杞茯苓茶**

用料：枸杞子 50 克，茯苓 100 克，红茶 100 克。

制法：将枸杞子与茯苓共研为粗末，每次取 5～10 克，加红茶 6 克，用沸水冲泡 10 分钟即可饮用。

功效：含有多种维生素和微量元素。适宜青少年男科病患者食用。

◈ **薏苡仁二豆饮**

用料：绿豆 50 克，薏苡仁 100 克，赤豆 50 克，白糖少许。

制法：将绿豆、薏苡仁、赤豆放入水中，以文火煎至烂熟，饮时加少许白糖调味。每日分 2 次饮用。

功效：含有蛋白质、脂肪、糖类、膳食纤维、维生素 B_1 等。适宜青少年男科病患者食用。

◈ **茴香无花果饮**

用料：无花果 2 个，小茴香 9 克。

制法：砂锅内加适量清水，加入无花果、小茴香，用文火煎至烂熟即可。

功效：含有挥发油、茴香醚、小茴香酮和茴香醛、茴香酸、脂肪油、亚油酸等。适宜青少年男科病患者食用。

◈ **橘核茴香粉**

用料：橘核、小茴香等份，黄酒适量。

制法：将橘核、小茴香用文火炒至熟后，研成细末，再混到一起搅拌均匀即可。每日服 1 次，每次 4～5 克，睡前用黄酒调服。

功效：含有挥发油、茴香醚、茴香醛、茴香酸、脂肪油、亚油酸等成分。具有温阳散寒、理气止痛、抑制细菌等功效。适宜青少年男性疾病患者食用。

男性性病患者饮食调养方案

饮食调养原则

（1）适当补充高蛋白。多吃含有优质动物蛋白质的鱼肉、瘦肉、牛奶、鸡蛋；多吃含有优质植物蛋白质的大豆制品。动、植物蛋白质互补，营养价值更高。蛋白质是男科性传播疾病患者不可或缺的营养素。

（2）宜多吃清热解毒的食物。患有性传播疾病的患者，大多内蕴燥热，虚火上攻，症见高热烦扰、口燥咽干、便秘尿黄、红肿热痛、舌红苔黄、脉数无力等。清热解毒的食物有白菜、洋葱、淡菜、薏苡仁等。

（3）宜多吃滋阴润燥的食物。中医认为，燥邪伤人，容易耗人津液，所谓燥胜则干，所以男科性传播疾病患者常常出现口干、唇干、鼻干、咽干、大便干结、皮肤干燥的现象，因此饮食调养应以防燥养阴、滋阴润肺为准则。多吃芝麻、核桃、糯米、蜂蜜、乳品、甘蔗等食物。

宜吃的各类食品

（1）薏苡仁。性微寒，健脾补虚，清热排脓，祛风除湿。可以治疗小便赤痛。

（2）白菜。性微寒，清热利水，解毒养胃。经常吃白菜对男科性传播疾病患者大有益处。

（3）萝卜。味甘辛、性凉，有下气定喘、消食除胀、利大小便和清热解毒的功效。

（4）洋葱。性平，清热解毒，利尿化痰。能抑制高脂肪饮食引起的胆固醇升高，防止动脉硬化，所含挥发性硫化物能维持男性体内激素基本水平，防止性传播疾病、前列腺肥大。肥胖、小便不利者食之最好。生食为佳。

（5）淡菜。气味甘美而淡，性本清凉，善治肾虚有热，具有补肝肾、益精血的功效。凡肾虚羸弱、劳热骨蒸、眩晕盗汗、腰痛阳痿之人，食之最宜。

（6）冬瓜。性微寒，清热利水，解毒生津，有助于治疗男科性传播疾病。

（7）荠菜。味甘性平，具有和脾、利水、止血、明目的功效。含丰富的维生素 C 和胡萝卜素，还含有黄酮苷、胆碱、乙酰胆碱等。有助于增强机体免疫功能。

（8）马兰头。味甘、平，性微寒，无毒。含蛋白质、脂肪、维生素 C、有机酸。有清热止血、抗菌消炎的作用。

（9）海带。性寒，清热利水，软坚散结。男科性传播疾病患者可常食。

（10）鸡蛋。含有蛋白质、脂肪、维生素和丰富的矿物质。具有润燥除烦、清热解毒的功效。

（11）猪肉。性平，补肾养血，滋阴润燥。对男科性传播疾病、前列腺肥大、阴虚燥热、二便欠利者适宜。

（12）鲫鱼。味甘性温。具有利水消肿、益气健脾、清热解毒之功效。

（13）鲍鱼。营养价值极高，含有丰富的球蛋白。具有滋阴补养、润燥利肠之功效。鲍鱼肉还含有一种被称为"鲍素"的成分，能够破坏癌细胞必需的代谢物质，所有具有抗癌作用。

（14）枸杞子。含有多种维生素和微量元素，味甘性平，有滋补肝肾、益精明目、和血润燥、泽肤养颜等功效，是提高男子性功能的健康良药，可用于治疗肝肾阴虚、头晕目眩、遗精阳痿、面色暗黄、腰膝酸软、阴虚劳嗽等症。

饮食误区与禁忌

（1）忌烟酒及辛辣食物。对于生殖器疱疹的患者，必要的忌口是防止复发的首要条件，若常吃辛辣食物、抽烟、饮酒都会加重本病的症状。

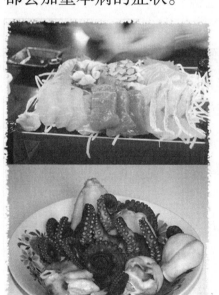

（2）多补充维生素。多吃含有维生素、蛋白质的食物有助于疾病的康复，如新鲜的蔬菜、水果、牛奶、鸡蛋等。

（3）进食勿过饱。一些性传播疾病患者认为身体缺乏营养，就会无节制地进补，而这样做通常会给身体造成极大的负担，从而引发其他疾病。

（4）少吃高胆固醇食物。许多性传播疾病患者因为某些原因，喜欢吃一些高胆固醇的食物。但是，过量摄取胆固醇容易引发心脑血管疾病，对性传播疾病的康复很不利，所以要少吃含胆固醇高的动物肝、肾、睾丸等食物。

调养食谱

1. 调养粥汤

◈ 赤小豆粳米粥

用料：粳米 500 克,赤小豆 50 克。

制法：将赤小豆和粳米一同放入锅中,加适量清水,煮至米熟粥稠即可。

功效：含有淀粉、蛋白质、脂肪、各种维生素等。适宜男性性传播疾病患者食用。

◈ 猪胰薏苡仁粥

用料：薏苡仁 30 克,猪胰 200 克。

制法：猪胰洗净,切碎；薏苡仁淘洗干净。砂锅置火上,加入适量清水,放入猪胰和薏米,熬煮成粥,即可食用。

功效：含有蛋白质、脂肪、糖类、维生素、碳水化合物、淀粉等。适宜男性性传播疾病患者食用。

◈ 苦瓜粥

用料：苦瓜 100 克,粳米 100 克,冰糖 50 克,精盐少许。

制法：苦瓜去瓤,切成小块；粳米淘洗干净。锅置火上,加水适量,放入粳米,用武火烧沸,放入苦瓜、冰糖、精盐,转文火熬煮成粥即可。

功效：含有蛋白质、脂肪、膳食纤维、维生素 C、钾、磷、镁等营养成分。具有清热解毒、调节血脂、提高免疫力的作用。适宜男性性传播疾病患者食用。

◈ 豌豆绿豆粥

用料：粳米 100 克，绿豆 50 克，豌豆 50 克，白砂糖 20 克。

制法：绿豆、粳米淘洗干净，分别用冷水浸泡发涨，捞出，沥干水分；豌豆洗净，焯水烫透备用。锅置火上，注入适量清水，加入绿豆，用武火煮沸，再加入豌豆、粳米，改用文火煮至米熟粥稠，加入适量白糖，搅拌均匀，再稍焖片刻即可食用。

功效：含有蛋白质、膳食纤维、脂肪、维生素 B_1、维生素 E、钙、磷、钾等营养成分。具有清热解毒的作用。适宜男性性传播疾病患者食用。

◈ 海带木耳汤

用料：鸡蛋 100 克，海带（鲜）30 克，黑木耳（干）15 克，精盐、花生油各适量。

制法：海带洗净，切成条；黑木耳泡发，洗净；鸡蛋打入碗中，搅拌均匀。锅置火上，加入适量清水，放入海带、黑木耳煮沸，将蛋液淋入锅内，加花生油、精盐调味即可。

功效：含有蛋白质、脂肪、卵黄素、卵磷脂、维生素和铁、钙、钾、碘等多种营养成分。适宜男性性病患者对自身体力的补充。

◈ 鲫鱼苦瓜汤

用料：鲫鱼 500 克，苦瓜 300 克，白砂糖、醋、精盐、鸡精各适量。

制法：鲫鱼去鳞、鳃、内脏，洗净，沥干水；苦瓜洗净，切片。砂锅置火上，加入适量清水，放入鲫鱼和苦瓜片，用武火煮沸，加醋、白糖、精盐适量，改用文火煮至鱼肉熟，加入鸡精调味即可。

功效：含有蛋白质、脂肪、钙、钾、磷、钠等营养成分。具有利水消肿、益气健脾、清热解毒之功效。适宜男性性传播疾病患者食用。

◈ 车前草地丁瘦肉汤

用料：猪肉（瘦）120 克，车前草 30 克，紫花地丁 30 克，精盐适量。

制法：将车前草、紫花地丁洗净，切碎；猪瘦肉洗净，切块。将全部用料一齐放入锅内，加清水适量，武火煮沸后，改文火煮 1 小时，加精盐调味即可。

功效：含有蛋白质、脂肪、烟酸、钾、磷、钠、硒等营养成分。适宜男性性传播疾病患者食用。

◈ 海带紫菜瓜片汤

用料：冬瓜 250 克，海带（鲜）100 克，紫菜（干）15 克，黄酒、酱油、香油、精盐、鸡精各适量。

制法：冬瓜去皮切成片；海带洗净切丝。将瓜片加瓜皮洗净，用清水煮成汤，拣去瓜皮，加入海带丝，煮沸 2 分钟，放入黄酒、酱油、香油、精盐、鸡精调味，盛入装有紫菜的汤碗里，淋上香油即可。

功效：含有维生素 B_1、维生素 B_2、胡萝卜素、膳食纤维、磷、锌、锰、硒、碘等矿物质。具有清热利水，软坚散结之功效。

男科病的治疗与调养

适宜男性性传播疾病患者食用。

◈ **苦瓜豆腐汤**

用料：苦瓜 150 克，豆腐 400 克，植物油、料酒、酱油、香油、精盐、鸡精、淀粉 (豌豆) 各适量。

制法：苦瓜洗净切片；豆腐洗净切块；淀粉加水适量调匀成水淀粉。锅置火上，注油烧热，略为降温，加入苦瓜片翻炒数下，倒入沸水，加入豆腐块，用勺划碎，加入料酒、酱油、精盐、鸡精调味，用水淀粉勾薄芡，淋上香油即成。

功效：含有蛋白质、脂肪、膳食纤维、维生素 C、维生素 E、钙、镁、钾、磷等营养成分。适宜男性性传播疾病患者食用。

◈ **豆芽豆腐汤**

用料：黄豆芽 250 克，豆腐 80 克，精盐、大葱、鸡精、植物油各适量。

制法：黄豆芽去根，洗净；豆腐入盐水烫一下后切块；葱切花。炒锅置火上，注油烧热，放入黄豆芽，炒出香味时加适量水，中火烧沸，黄豆芽酥烂时，放入豆腐，改文火慢炖 10 分钟，加入精盐、鸡精、葱花即可。

功效：含有蛋白质、脂肪、膳食纤维、维生素 E、钙、镁、钾、磷等营养成分。具有益气和中、生津润燥、清热解毒的功效。适宜男性性传播疾病患者食用。

◈ **苦瓜荠菜猪肉汤**

用料：苦瓜 250 克，瘦猪肉 125 克，荠菜 50 克，料酒、精盐、鸡精各适量。

制法：若瓜去瓤切成小丁块；瘦猪肉切成薄片；荠菜洗净切碎。将瘦肉片用料酒、精盐调味，加水煮沸5分钟，加入苦瓜、荠菜煮汤，调入鸡精即可。

功效：含有膳食纤维、维生素 B_1、维生素 B_2、维生素 C、烟酸、胡萝卜素，及多种矿物质，有滋阴润燥，清热解毒的功效。适宜男性性传播疾病患者食用。

2. 调养菜谱

◈ 淡菜百合炖猪蹄

用料：猪蹄700克，淡菜50克，百合150克，料酒、姜、葱、精盐、鸡精各适量。

制法：猪蹄用热水洗净；淡菜洗净，加入料酒、沸水浸发；鲜百合掰成瓣，用精盐揉洗干净；葱切段，姜切片。砂锅置火上，加适量清水，加入葱段、姜片、猪蹄，用中火煮沸后加入料酒，改用文火焖煮1小时。再加入淡菜、百合瓣，再焖煮至酥烂，用精盐、鸡精调味即可。

功效：含有丰富的蛋白质、烟酸、不饱和脂肪酸，以及多种矿物质。具有补虚弱，填肾精，健腰膝等功效。适宜男性性传播疾病患者食用。

◈ 马兰豆腐卷

用料：马兰头500克，豆腐干2块，薄百叶2张，精盐、鸡精、麻油各适量。

制法：马兰头洗净，与豆腐干、薄百叶一同放入沸水中烫熟，取出沥干，冷却。将豆腐干、马兰头切成细丝，加精盐、鸡

男科病的治疗与调养

精、麻油拌匀,用薄百叶包起来,卷紧,斜刀切段后装盆即成。

功效:含有纤维素、糖类、脂肪、蛋白质、胡萝卜素和多种维生素。具有清热解毒,消炎止血,利尿消肿之功效。适宜男性性传播疾病患者食用。

◈ 淡菜酥腰

用料:淡菜(鲜)75克,猪腰子180克,火腿25克,鸡汤、猪油、黄酒、冰糖、鸡精、葱、姜各适量。

制法:火腿切片;葱切段、姜切片。猪腰撕去皮膜,洗净血水,在腰腺部位划3厘米长的刀口。锅置火上,注鸡汤加热,猪腰放入汤中,武火煮沸,改文火煨至酥烂,捞出放入碗内,并将锅中汤倒入碗内浸泡。淡菜洗净,放入加水的碗中,置笼屉蒸熟后,捞出淡菜放入另一碗中,汁液除渣,加入精盐、冰糖、葱段、姜片、黄酒、鸡精调匀备用。此时将浸泡在碗中的猪腰捞出,切片,与火腿片一同放入淡菜碗中,再加入淡菜汁液,入笼蒸15分钟左右取出,挑出葱、姜,淋入猪油即可。

功效:含有蛋白质、脂肪、碳水化合物、钙、磷、铁和维生素等营养成分,具有健肾补腰的作用。

◈ 枸杞子炒银芽

用料:绿豆芽200克,枸杞子5克,胡萝卜50克,精盐、糖各适量。

制法:枸杞子洗净,放入沸水中泡软;绿豆芽洗净,去头尾;胡萝卜洗净,去皮,切成丝。锅置火上,注油烧热,放入胡萝卜丝、绿豆芽略炒,加入精盐、糖拌匀,最后加入枸杞子快炒,即可盛出。

功效：含有蛋白质、脂肪、碳水化合物、烟酸，以及多种矿物质等营养成分。具有利尿消肿、滋阴补肾、提高机体免疫力等功效。适宜男性性传播疾病患者食用。

◈ **韭菜炒鸡蛋**

用料：韭菜 300 克，鸡蛋 3 个，植物油、精盐、料酒、鸡精各适量。

制法：韭菜择洗干净，沥干，切成小段；鸡蛋打入碗内，加料酒、精盐、鸡精拌匀。锅置火上，注油烧至六成热时，倒入蛋液，煎熟后盛入盘内。原锅重置火上，注油浇热，倒入韭菜煸炒，待韭菜稍软后加入鸡蛋，加精盐稍炒即可。

功效：含有膳食纤维、蛋白质、脂肪、镁、锰等营养成分。适宜肾阳虚衰、腰膝酸软、小便频多的患者食用。

◈ **山楂白菜**

用料：白菜 300 克，山楂糕 150 克，白砂糖 15 克。

制法：白菜取菜心洗净，切成细丝；山楂糕切丝备用。将白菜丝、山楂糕丝放入盘内，加入白糖拌匀即可。

功效：含有膳食纤维、蛋白质、脂肪、胡萝卜素、锌、铜和氯等营养成分，具有清热解毒、消食化积的功效。

◈ **萝卜拌莲藕**

用料：莲藕 400 克，胡萝卜、白萝卜各 80 克，精盐、白糖、白醋各适量。

制法：莲藕去皮，切薄片，泡入水中片刻，捞出沥干水分，放入盘中；胡、白萝卜洗净，切 3 厘米长的细条，用精盐腌拌软化。将红萝卜、白萝卜放入莲藕盘中,加入白糖、白醋、精盐拌匀,腌4个小时即可食用。

功效:含有蛋白质、脂肪、膳食纤维、胡萝卜素、钙、钾、锰、钠、磷等营养成分。具有清热解毒、利大小便之功效。适宜男性性传播疾病患者食用。

◈ 茯苓板栗鲤鱼

用料:鲤鱼750克,栗子(鲜)350克,茯苓20克,黄酒、精盐、酱油、姜、葱、白皮蒜、红糖、鸡精各适量。

制法:鲤鱼去鳞、鳃、内脏,洗净,两边各划4刀;茯苓洗净,切片;板栗煮熟,去壳及皮;葱切段,姜切片。用黄酒、精盐、酱油、姜片、葱段、蒜、红糖把鱼腌20分钟,鱼腹中塞入大蒜、姜片、葱段,下油锅炸黄捞起。板栗入油锅炸2分钟,注入清水,烧沸,放入鱼、茯苓,用文火烧熟后加鸡精即可。

功效:含有蛋白质、脂肪、钙、钾、钠、硒、镁等营养成分。具有滋阴补养、润燥利肠之功效。适宜男性性传播疾病患者食用。

◈ 清汤鲍鱼

用料:鲜活鲍鱼500克,青菜心25克,葱姜汁、精盐、鸡精、料酒、清汤、芝麻油各适量。

制法:鲍鱼去壳后洗净,在光滑面上剞上平行刀纹;青菜心洗净备用。炒锅置火上,倒入清汤烧沸,加入葱姜汁、精盐、鸡精、鲍鱼,煮熟后捞出,盛入汤碗中。撇尽汤面浮沫,将青菜心下入汤中,煮开后,浇上芝麻油,将汤汁倒入鲍鱼碗中即可。

功效：含有维生素 B$_1$、维生素 B$_2$、维生素 E，以及钙、铁、钾、钠等多种矿物质。具有利水消肿，益气健脾，清热解毒。适宜男性性传播疾病患者食用。

◈ 淡菜煲芹菜

用料：淡菜 15 克，鲜芹菜 60 克，精盐、鸡精、料酒各适量。

制法：将淡菜加少量水先煮熟，然后加入芹菜共煮，煮熟时加入精盐、鸡精、料酒调味即可。

功效：含有蛋白质、脂肪、碳水化合物、钙、磷、铁和维生素等营养成分。适宜男性性传播疾病患者食用。

◈ 洋葱排骨

用料：猪排骨 250 克，洋葱 150 克，花生油 100 毫升，酱油、料酒、精盐、鸡精、糖各适量。

制法：猪排骨洗净切块，盛入盘中，洋葱去皮，用刀剖为 4 瓣，也放入排骨盘中，加酱油、料酒、精盐、鸡精浸腌。锅置火上，注油烧至五六成热时，放进排骨，煎至两面变黄，倒在漏勺中，控净余油。原锅重置火上，注油烧热，放入洋葱煸炒，倒入浸泡排骨的汁液，再加适量清水烧沸，撇去浮沫，下入排骨，烧沸后，改文火煮 30 分钟至排骨肉可戳动时，加适量白糖，待卤汁变浓即可。

功效：含有蛋白质、胆肪、维生素 C、钙、镁、钾、磷等营养成分。益肾气。适宜男性性传播疾病患者食用。

◈ 洋葱炒肉片

用料：洋葱 200 克，瘦猪肉 70 克，植物油 15 毫升，酱油、精盐、鸡精各适量。

制法：猪瘦肉洗净，切成薄片；洋葱洗净，切成片。锅置火上，注油烧至六七成热，放入猪瘦肉煸炒，再将洋葱下锅与肉同炒，最后放入适量酱油、精盐、鸡精，略炒即可。

功效：含有蛋白质、膳食纤维、各种维生素和多种微量元素。具有清热解毒、利尿化痰、维持男性体内激素平衡的功效。适宜男性性传播疾病患者食用。

◈ 苁蓉乌骨鸡

用料：乌骨鸡1只，枸杞子30克，黑木耳50克，肉苁蓉30克，巴戟天30克，精盐、葱、鸡精各适量。

制法：乌骨鸡宰杀，去毛及内脏，洗净。将乌骨鸡、枸杞子、肉苁蓉、巴戟天同煮煨汤，至肉熟烂，加入洗净的黑木耳略煮片刻，放入精盐、葱花、鸡精调味即可。

功效：含有多种维生素和丰富的钙、铁、铜等矿物质。适宜男性性传播疾病患者食用。

◈ 荠菜拌香干

用料：荠菜500克，香豆腐干2块，榨菜末25克，精盐、鸡精、糖、麻油、生油各适量。

制法：荠菜洗净放入锅中焯水后，取出切成末；香豆腐干切成末。锅置火上，注油烧热，放入豆腐干、榨菜末，煸香，盛出冷却。将荠菜末、豆腐干、榨菜末放入盘中，加精盐、鸡精、糖与上述原料拌匀，淋上麻油即可。

功效：含有胡萝卜素、维生素C、蛋白质等营养成分，具有和脾、利水、止尿、增强机体免疫等功效。适宜男性性传播疾病患者食用。

◈ **粉丝鲜虾煲**

用料：对虾 650 克，粉丝 160 克，植物油、大蒜、姜、精盐、鸡精各适量。

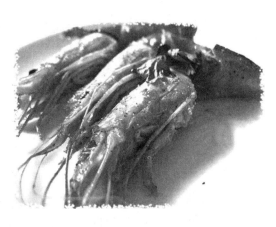

制法：粉丝用清水浸软，剪段待用；鲜虾剪去须、刺，洗净，切段；大蒜捣成蒜茸。砂锅置火上，注油烧热至六七分热时，放入虾段炸至八分熟，捞出沥油。原锅留少许底油，加适量清水烧沸，加入粉丝、虾段、蒜茸、姜，加盖煮熟后加精盐和鸡精调味即可。

功效：含有蛋白质、碳水化合物、膳食纤维、蛋白质、烟酸和硒、镁等矿物质。适宜男性性传播疾病患者食用。

3. 调养羹饮

◈ **银花绿豆茶**

用料：银花 15 克，绿豆 10 克。

制法：把银花和绿豆放入锅中，加适量清水，先用武火把水烧沸，再以文火炖约半小时，即可代茶饮用。

功效：含有糖类、蛋白质、脂肪、维生素、膳食纤维和矿物质等。适宜男性性传播疾病患者食用。

◈ 苦瓜饮

　　用料：鲜苦瓜适量。

　　制法：将鲜苦瓜榨汁 1 杯，沸水冲服。

　　功效：含有蛋白质、脂肪、糖类、膳食纤维、各种维生素。适宜生殖器疱疹患者食用。

◈ 荔枝茴香酒

　　用料：带核荔枝 15 克，小茴香 15 克。

　　制法：将荔枝焙干，与小茴香一起放入锅中，用文火略炒，一同研成细末。临睡前，用热黄酒调服，每次 9 克。

　　功效：含有蛋白质、脂肪、糖类、各种维生素等。适宜男性性传播疾病患者食用。

前列腺疾病患者饮食调养方案

饮食调养原则

　　前列腺疾病患者的饮食调养原则是清淡而又富于营养，多补充锌有利于加速前列腺疾病的康复，而食用利尿作用的食物则有助于前列腺液的排出。

　　（1）前列腺疾病患者宜食鸡肉、猪肉、鸭肉等肉类，多喝牛奶，多吃青菜。梨、苹果、西瓜、马蹄（荸荠）、柚果、西瓜、梨、枇杷等水果也应该是前列腺疾病患者餐桌上的常客，因为这些水果能保持大便的软溏。如果大便干了，对前列腺造成挤压，症状会加重。

　　（2）前列腺疾病患者应注意补充含锌的食物。前列腺液中含有一定量的抗菌成分。这种物质是一种蛋白质,其主要成分是锌。这一抗菌成分能影响细胞的吞噬功能,其抗菌作用与青霉素相似。因此适当补充含锌的食物能提高人体的抗菌能力。含锌较多的食物有牡蛎、牛奶、新鲜豌豆、胡萝卜、南瓜子、菠菜、香菇、腰果、脱脂奶粉、猪腰、牛排、酵母、海鲜等。此外,补锌的首选水果是苹果,因为苹果内不仅含锌量高,而且还有防高血脂、防脑卒中(中风)、防结肠癌的功能。另外,所有种子及坚果均含丰富的锌元素。

(3)前列腺疾病患者宜多食栗子、干贝、草莓、小茱萸、胡桃等食物,能缓解尿频、夜间尿失禁等症状。注意补充具有补肾助阳和利尿作用的食物,如鹿肉、甲鱼肉、虾、鲤鱼、冬瓜、赤豆、银耳、枸杞子、茯苓、鲜矛根等食物。

(4)前列腺疾病患者宜吃清淡、含水分的食物,如汤类。多喝水,每天饮水1500毫升左右。

宜吃的各类食品

(1)大豆。大豆中含有的植物激素异黄酮是一种植物雌激素,不仅对女性很有益处,对男性的前列腺同样有益。除大豆外,豆腐、豆奶和豆制的干酪都是不错的选择。豆类食品中含有的植物雌激素,可以降低患前列腺肥大症、前列腺癌的风险。

(2)牡蛎。被称为"爱的食物"。只要每天吃两个,就可以获得男性一天所需的抗氧化剂——锌,保护前列腺和修复受损的细胞。此外,其他贝壳类食物也是获取锌的重要途径。

(3)墨鱼。含蛋白质、脂肪、钙、磷、铁以及维生素 B_1、B_2 和烟酸等。适用于前列腺炎的患者。

男科病的治疗与调养

（4）鹿肉。含有较丰富的蛋白质、脂肪、无机盐、糖和一定量的维生素，且易于被人体消化吸收。有补脾益气、温肾壮阴、利尿的功效。适宜前列腺肥大者适用。

（5）鸭肉。性平，补气利水，滋阴养胃。适用于前列腺肥大、久病伤阴、小便不利者。

（6）牛肉。性平，补脾益气，壮筋骨，利水湿。平补阴阳，用于各种虚损兼小便不利。

（7）番茄。在番茄中含有大量的番茄红素，有很强的抗氧化、防止前列腺组织增生的作用。而男性人体内番茄红素含量最高的部位集中在睾丸、前列腺、肾上腺等处。科学家研究发现，多吃番茄有助于预防前列腺癌，并增强性能力。

（8）车前草。味甘性寒，具有利水、清热、主治尿血、小便不通、水肿、清火解毒。适宜前列腺患者食用。

（9）冬瓜。含有蛋白质、膳食纤维、维生素 C 及多种矿物质。具有清热解毒、健脾和胃、利尿通湿的功效。适宜前列腺炎患者食用。

（10）马兰头。含有蛋白质、脂肪、维生素 C、有机酸等营养成分，有抗菌消炎、清热解毒、利尿通湿等功效。适宜前列腺炎患者食用。

（11）茄子。营养丰富，具有清热解毒、活血止痛、消肿利尿、健脾和胃的功效。适宜前列腺肥大者食用。

（12）苹果。多吃苹果能够达到减轻慢性前列腺炎症状和减少复发的目的。这主要是因为苹果中锌的含量非常高，而锌是前列腺内的重要抗病元素，并且能够影响到抗菌细胞的功能。

（13）葡萄。含膳食纤维、维生素 A、维生素 B_1、维生素

B$_2$、维生素 C、维生素 E、烟酸、钙、磷、锌和铁等微量元素等营养成分。对前列腺炎患者的康复有辅助治疗的作用。

（14）栗子。栗子味甘性温，有健脾、壮腰、强筋、补肾、活血、消肿等功效。能有效缓解尿频、夜间尿失禁等症。适宜前列腺肥大者适用

（15）南瓜子。南瓜子含大量的南瓜氨酸。每天吃上 50 克左右的南瓜子，生熟均可，有助于防治前列腺疾病，如前列腺肥大。这是由于前列腺分泌激素的功能依靠脂肪酸，而南瓜子就含有脂肪酸，可使前列腺保持良好的功能。

（16）黑芝麻。黑芝麻含大量的木脂素。它是一种植物雌激素，可抑制前列腺组织的增生。

（17）蜂王浆。味甘，酸，性平，归脾、肝经。每 10 克蜂王浆含叶酸 0.19 微克，有滋补、强壮、益肝、健脾的功效，能明显增强人体对多种致病因子的抵抗力，促进脏腑组织的再生与修复，调整内分泌及新陈代谢，有效增进食欲，改善睡眠并促进生长发育，对人体有极强的保健功能和医疗效果，适用慢性前列腺炎。

饮食误区与禁忌

前列腺疾病患者在饮食上应遵循以下禁忌：

（1）忌烟酒、辛辣、寒凉等刺激性食物（如辣椒、葱、蒜、胡椒、生姜、茴香等）。在治疗期间如果喝酒吃辣椒，则前列腺疾病的症状很难消除，疗程也会延长。

（2）酸涩水果宜不吃或少吃。

（3）忌脂肪含量高的食物（如油炸食物）、添加香料的食物。

（4）前列腺疾病患者宜少饮咖啡，少吃柑橘、橙汁等酸性强的食品，并少食白糖及精制面粉。

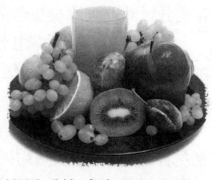

（5）不能因尿频而减少饮水量，多饮水可稀释尿液，防止引起泌尿系统感染及形成膀胱结石。饮水应以凉沸水为佳，少饮浓茶。

调养食谱

1. 调养粥汤

◈ 肉桂粥

用料：粳米 60 克，肉桂粉 5 克。

制法：将粳米淘洗干净，放入砂锅里，加适量清水煮粥。粥煮至半熟时，加入肉桂末，继续煮熟即可。

功效：含有维生素 B_1、维生素 B_2、烟酸、维生素 C。适宜肾阳衰弱型前列腺肥大患者食用。

◈ 车前绿豆高粱米粥

用料：车前子60克、绿豆50克、高粱米100克、橘皮15克、通草 10 克。

制法：将绿豆、高粱米洗净备用。将车前子、橘皮、通草洗净，沥干，并用纱布包好。锅置火上注水加热，纱布包放入水中。水开后,捞出纱布包。将绿豆、高粱米放入锅中,搅拌均匀,武火煮沸后文火慢煮。待米熟粥稠后即可。

功效:含有膳食纤维、维生素 A、维生素 B_1、维生素 B_2、维生素 E、烟酸、磷、锌等营养成分。适宜前列腺炎、小便淋痛的患者食用。

◈ 益肾粥

用料:猪肾 90 克,葵菜 100 克,粳米 100 克。

制法:将猪肾用水浸漂洗净,切成小丁备用。锅置火上,放入适量清水,加入葵菜煎煮 20 分钟,去渣取汁,然后加入猪腰子及粳米,同煮成粥即可。

功效:含有蛋白质、脂肪,以及维生素 A、维生素 C 等多种维生素。适宜脾肾两虚的前列腺疾病患者食用。

◈ 莲米茯菟粥

用料:小米 100 克,茯苓 20 克,菟丝子 15 克,莲子 15 克。

制法:茯苓研细末。茯苓、小米、菟丝子、莲子同煮成粥。

功效:含有蛋白质和 7 种人体必需的氨基酸。适宜前列腺肥大患者食用。

◈ 茅根红小豆粥

用料:粳米 100 克,红小豆 100 克,白茅根 100 克,白砂糖 10 克。

制法:红小豆洗净,用温水浸泡 40 分钟。粳米淘洗干净备用。白茅根洗净放入砂锅里,加适量清水,煎煮 30 分钟,去渣留汁。将红小豆、粳米放入药液煮粥至熟即可。食用时加适量白糖调味。

功效：含有蛋白质、脂肪、碳水化合物，适于湿热血瘀型前列腺肥大患者食用。

◈ 茯苓粉粥

用料：粳米 30 克，茯苓 30 克，枣（干）15 克，白糖少许。

制法：先将粳米煮沸数次，然后放入红枣熬煮至熟。放入茯苓粉，用筷子搅匀成粥，加糖少许即可。

功效：含有维生素 B_1、维生素 B_2、烟酸、维生素 C。适于慢性前列腺炎患者食用。

◈ 鸡汤银耳

用料：银耳 12 克，鸡清汤、精盐、鸡精、料酒、胡椒粉各适量。

制法：银耳泡发洗净。锅置火上，加适量鸡清汤，加入精盐、料酒、胡椒粉煮沸，倒入炖盅内，放入银耳，上笼武火蒸熟，加鸡精调味即可。每日食两次，连续食 7 日。

功效：营养丰富，有补肾滋阴、润肺益气的作用。适宜前列腺肥大患者食用。

◈ 黑芝麻蜂蜜糊

用料：黑芝麻 500 克，蜂蜜 500 克。

制法：将黑芝麻拣净，炒香，晾凉，捣碎，装入瓷罐内，加入蜂蜜搅匀至糊状即可。

功效：含有葡萄糖、果糖、不饱和脂肪酸、蛋白质，以及多种维生素、钙、磷、铁等矿物质。适宜肝肾亏虚的阴虚火旺型前列腺肥大患者食用。

◈ 鲤鱼黄芪汤

用料：新鲜鲤鱼 1 条（约 500 克），黄芪 100 克，调料适量。

制法：鲤鱼刮鳞去肠杂，温水洗净黄芪，加水适量煲汤，调味后，饮汤食肉。

功效：含有蛋白质和大量不饱和脂肪酸。具有补肾、助阳、利尿的作用。适宜前列腺肥大患者食用。

◈ 牛膝鲍鱼枸杞子海参汤

用料：牛膝 30 克，鲍鱼 30 克，枸杞子 15 克，海参 60 克，香油、精盐少许。

制法：将鲍鱼洗净切片，与海参一起用清水浸发。砂锅置火上，加适量清水，然后将鲍鱼、海参、枸杞子、牛膝一起放入砂锅炖约 4 小时。加精盐和香油调味，即可食用。

功效：含有多种蛋白质和矿物质。适宜下元虚损型前列腺肥大、排尿困难者食用。

◈ 冬瓜鸭汤

用料：光鸭 1 只，冬瓜 1000 克，莲叶 1 块，芡实 100 克，白果 100 克，陈皮 10 克，精盐、鸡精、植物油各适量。

制法：将鸭去内脏，洗净，沥干水分。冬瓜洗净，连皮切成块。锅内注油烧热，爆鸭，盛出。在砂锅中加入适量的清水，放入鸭、莲叶、冬瓜块、白果、陈皮、芡实，用文火炖 2～3 小时，加入精盐、鸡精调味即可。

功效：含有蛋白质、膳食纤维、维生素 C 及多种矿物质。

具有清热解毒、健脾和胃、利尿通湿的功效。适宜前列腺炎患者食用。

◈ 白兰花瘦猪肉汤

用料：鲜白兰花 30 克，猪瘦肉 200 克，精盐少许。

制法：猪瘦肉洗净，切小块；鲜白兰花洗净。砂锅置火上，加适量清水，放入猪瘦肉、鲜白兰花同煮至熟，加适量精盐调味即可。

功效：含有蛋白质、脂肪、维生素 A、维生素 E、锌、锰、铜等营养成分。有滋阴、化浊、消炎的作用。适宜前列腺炎患者食用。

2. 调养主食

◈ 黄酒糯米饼

用料：黄酒、糯米粉适量。

制法：糯米粉用温水和成面团，按常法烙饼，临睡之前以黄酒送服，连吃数日。

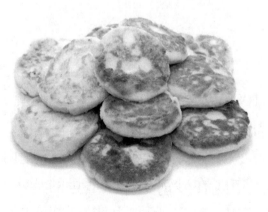

功效：含有麦芽糖、葡萄糖、甘油、蛋白质、脂肪及钙、磷、铁等多种营养成分。适宜体虚多汗、小便频数的前列腺增生患者食用。

◈ 鱼香虾糕

用料：对虾 500 克，小麦面粉 50 克，鸡蛋 100 克，肥膘肉

50克,玉米面(白)100克,猪油(炼制)50克,植物油100毫升,大葱、姜、淀粉(玉米)、大蒜、酱油、白砂糖、醋、料酒、鸡精、精盐、胡椒粉各适量。

制法:将对虾肉和猪肥肉均用刀背剁成泥,放入容器内。把一半葱、姜拍松,浸泡在水中制成葱姜水,加入精盐、胡椒粉、鸡精、料酒、玉米粉,搅拌成糊状,摊在配菜盘中抹平,上笼屉蒸约15分钟,取出晾凉。把鸡蛋磕入碗中,打散成蛋液;把蒸好的虾糕切成长6厘米长、厚3毫米的片,蘸上面粉,拖上蛋液;将锅烧热,放入猪油,待油烧至五成热时,把拖上蛋液的虾糕放入油锅中,炸至呈蛋黄色捞出,码放在盘中。锅置火上,放入植物油烧至六成热,把辣椒煸出红色;加蒜、酱油、白糖、醋、料酒、鸡精、水淀粉和

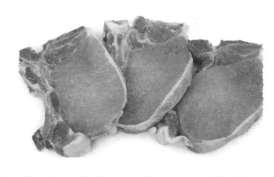

剩余的葱、姜,待汤烧沸后,勾芡成鱼香汁,浇在虾糕上即成。

功效:含有蛋白质、脂肪、二十二碳六烯酸(DHA)、卵磷脂、矿物质,以及多种维生素,还含有亚油酸、赖氨酸、谷胱甘肽和膳食纤维。适宜前列腺疾病患者食用。

3. 调养菜谱

◈ 利尿蛤蜊肉

用料:蛤蜊肉250克,牛膝30克,车前子、王不留行各20克,精盐、鸡精各适量。

制法:蛤蜊肉洗净;把牛膝、车前子、王不留行装入纱布

袋内。将以上原料共入砂锅内,加清水适量,文火煎煮半小时,取出药袋,加精盐、鸡精调味即可。

功效:含有蛋白质、脂肪及丰富的维生素和微量元素。有滋阴清热、软坚利水之功效。适用于肾阴不足、湿热内潴、前列腺肥大、小便淋漓涩痛等症。

◈ 枸杞炖牛肉

用料:牛肉 500 克,枸杞子 30 克,生姜少许。

制法:将牛肉煮至八分熟,切成方块,下姜片煸炒。放入枸杞子,加入清汤与调料烧沸,以文火炖至肉烂即可。

功效:含有蛋白质、脂肪及多种维生素、微量元素。适宜虚损兼小便不利的前列腺患者食用。

◈ 魔芋烧鸭

用料:魔芋豆腐 150 克,鲜鸭肉 300 克,郫县豆瓣 15 克,酱油、生姜、植物油各适量。

制法:将魔芋豆腐切成块,鸭肉净斩成块。锅内注油烧热,加姜粒爆香,下鸭块炒至变色,加豆瓣、酱油、魔芋块,烧至鸭肉烂熟即成。

功效:含有蛋白质、脂肪、碳水化合物、磷、钙、铁、烟酸、维生素等营养成分。适宜前列腺肥大者食用。

◈ 紫花地丁炒田螺

用料:鲜紫花地丁 60 克,田螺肉 20 克,芝麻油、精盐各适量。

制法:鲜紫花地丁、田螺肉均洗净,沥干水分。炒锅置火上,注入芝麻油,将以上两种原料同放锅内煸炒至熟,加适量精盐调味即可。

功效:营养丰富,有清热化湿的功效。适宜前列腺炎的患者食用。

◈ 蛋包番茄

用料:番茄 150 克,鸡蛋 3 个,葱末、精盐、黄油、牛奶、食用油各适量。

制法:鸡蛋打入碗中,加入牛奶及精盐,调成蛋糊;番茄洗净,用沸水烫一下,去皮切碎。煎锅内放入黄油烧溶,下入葱末,炒至微黄时,加入番茄炒透,盛出。煎锅内注油烧热,倒入蛋糊,用手勺转动,使其成圆饼状。待两面煎透,把炒好的番茄放在蛋饼中间,将蛋饼两端卷起,呈椭圆形,用铲子将其翻面,煎至两面呈黄色时,即可食用。

功效:含有丰富的维生素 C、番茄红素、苹果酸、枸橼酸等。有健胃消食,清热解毒,防癌抗癌。多吃番茄有助于预防前列腺癌,并增强性能力。

◈ 甘芪炖肉

用料:猪肉(瘦)60 克,甘草 6 克,黄芪 30 克,大蒜(白皮)10 克,八角 1 克,精盐、鸡精少许。

制法:将甘草、黄芪、大蒜、八角用纱布包好备用。猪瘦肉洗净切片置砂锅中,加适量清水,并放入药包同煮至肉熟,去药包,加入调料调味即可。

功效:含有蛋白质、脂肪、各种维生素和多种微量元素。适宜前列腺肥大患者食用。

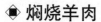

◈ **焖烧羊肉**

用料：熟羊肉 250 克，鸡蛋 2 个，植物油、葱末、姜末、面粉、香油、鸡精、精盐、白糖、醋、料酒、鸡汤、淀粉各适量。

制法：将熟羊肉切成小块。鸡蛋打入碗内，加入淀粉、面粉、精盐和适量的清水、香油，搅匀成蛋糊。炒锅置火上，加入植物油烧至七成热，把肉块蘸匀一层蛋糊，一块块下入油中，炸至金黄酥嫩时，捞出沥油。炒锅洗净，重置火上，加入少许香油，下入葱末、姜末稍加煸炒，烹入料酒、醋，加入鸡汤、白糖、精盐和炸好的肉块，用淀粉勾芡，淋入香油，颠翻均匀后出锅即可。

功效：含有蛋白质、脂肪、碳水化合物、钙、磷、铁、胡萝卜素等成分。适宜前列腺疾病患者食用。

◈ **杜仲炖腰花**

用料：羊腰子 150 克，杜仲 15 克，大葱 10 克，料酒 10 毫升，精盐、鸡精少许。

制法：将羊腰子切开，去筋膜，切成腰花。锅置火上，加适量清水，放入羊腰花、杜仲、精盐、葱、鸡精、料酒同炖，炖熟即可。

功效：含有蛋白质、脂肪、维生素 A、维生素 C、维生素 E、钙、磷、铁等。适宜慢性前列腺炎患者食用。

◈ **枸杞子炖乌骨鸡**

用料：乌骨鸡 750 克，枸杞子 20 克，大葱、姜、黄酒、精盐、鸡精各适量。

制法：乌骨鸡宰杀后去毛，斩去爪、头，去内脏，洗净；枸

男科病的治疗与调养

杞子洗净；葱姜分别切成段、片备用。将砂锅置于武火上，加适量清水，放入乌骨鸡、葱段、姜片，煮沸后撇去浮沫，改为文火慢炖至鸡肉五成烂时，放入枸杞子同炖至熟，用精盐、料酒、鸡精调味即可食用。

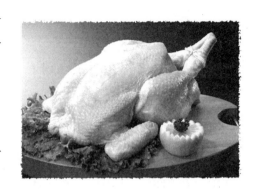

功效：含有多种维生素，以及丰富的铁、铜等矿物质。适宜肝肾不足、脾胃不健的前列腺疾病患者食用。

◈ 清炖虫草鸡

用料：公鸡500克，冬虫夏草15克，大葱10克，姜、精盐、鸡精少许。

制法：将公鸡宰杀，去毛和内脏，洗净备用。砂锅内置火上，加适量清水，放入公鸡、冬虫夏草、姜片、葱段，炖到鸡肉熟烂。放入精盐、鸡精，略煮一会儿即可出锅。

功效：含有蛋白质、脂肪、各种维生素和多种微量元素。适宜肾阳亏虚型前列腺肥大患者食用。

◈ 清蒸芪杞乳鸽

用料：雏鸽250克，黄芪30克，枸杞子25克，精盐、鸡精少许。

制法：将乳鸽宰杀，去毛和内脏，洗净切块，放入蒸碗。锅置火上，将蒸碗置于蒸笼上，在碗内放适量清水，加黄芪、枸杞子、精盐、鸡精，蒸至乳鸽熟烂即可。

功效：含有维生素A、维生素B_1、维生素B_2、维生素E等

男科病的治疗与调养

多种营养素,以及铁、钾、磷等矿物质。适宜脾肾虚弱型前列腺肥大患者食用。

◈ **桃仁煮墨鱼**

用料:墨鱼 200 克,桃仁 6 克。

制法:先将墨鱼去骨皮,洗净,置入锅内与桃仁同煮,待鱼熟后去汤即可。

功效:含有蛋白质、多肽类物质及一定量的碳水化合物、脂肪、无机盐、维生素 B_1、维生素 B_2、烟酸、钙、磷、铁等成分。适宜慢性前列腺炎患者食用。

◈ **煎焖虾饼**

用料:对虾 250 克,油菜心 500 克,猪肥肉 100 克,淀粉(玉米)50 克,火腿 25 克,荸荠 25 克,香菜、猪油(炼制)、料酒、精盐、鸡精、大葱、姜各适量。

制法:将对虾去头壳,洗净;猪肥肉切成片,再将两者用刀背砸成泥。姜、葱拍碎后,放入 150 毫升凉水中。油菜心洗净,用沸水焯后捞出,放入冷水中冷却,控去水分。将火腿、荸荠、香菜分别切成末。取砸好的虾泥放入碗内,加料酒、精盐、鸡精,再慢慢加入葱姜水,搅拌成糊状。取一平盘,抹上猪油,将虾泥剞成若干圆饼,将火腿末、香菜末散放在虾饼上。锅至火上,注油烧热,放入虾饼煎至一面呈黄色时铲出,置于深盘中,加高汤,上笼蒸约 5 分钟取出。将原汤倒入锅中,放入焯好的油菜心,烧沸入味后取出,码在虾饼周围,将淀粉勾芡浇在虾饼上即成。

功效:含有蛋白质、人体必需的 8 种氨基酸、镁、钙、铁、硒、磷和维生素 C、胡萝卜素，以及少量醋酸。适宜前列腺疾病患者食用。

◈ **韭黄炒牡蛎**

用料：鲜牡蛎肉 300 克，韭黄 80 克，葱段、姜末、蒜片、植物油、精盐、鸡精、料酒、香油各适量。

制法：将牡蛎肉洗净，去净蛎壳，入沸水中焯后捞出，沥干水分。韭黄择洗干净，切成 5 厘米长的段。锅置武火上，注油烧至六成热时，下入葱段、姜末、蒜片爆香，加入牡蛎肉、精盐、料酒和韭黄，迅速翻炒，待韭黄断生后，加入鸡精，淋入香油即可出锅。

功效：含有锌、蛋白质、脂肪、糖苷和多种人体必需的氨基酸及维生素。具有保护前列腺和修复受损细胞的功能。

◈ **油爆对虾**

用料：对虾 500 克，植物油 1000 毫升，醋、酱油、精盐、鸡精、葱末、姜末、白砂糖、香油、料酒、鲜汤各适量。

制法：将对虾剪去虾须、腿，挑出沙包、沙肠，洗净，用沸水烫一下，捞出沥干水分。锅置火上，注油烧至八成热，将虾投入油锅炸至虾壳变红、变脆时，立即捞起，沥净余油。原锅留少许底油，烧至七八成热，加葱末、姜末爆香后，下入料酒、醋、白糖、酱油、精盐、鲜汤，烧沸。将过油的虾放入锅中，颠翻均匀，当汁变浓后放进鸡精，淋入香油拌匀，见汤汁裹匀虾体即可。

功效：含有蛋白质、脂肪、多种维生素及硒、镁等多种微量元素。适宜前列腺疾病患者食用。

4. 调养羹饮

◈ 萝卜浸蜜

用料：蜂蜜适量，萝卜1500克。

制法：萝卜洗净，去皮，切片，用蜂蜜浸泡10分钟，放于瓦上焙干。此程序连续3次。萝卜片晾凉后嚼服食用。

功效：含有膳食纤维、维生素C、维生素B_1、维生素B_2、胡萝卜素、镁、钙、磷、锌等营养成分。适宜气滞血瘀型慢性前列腺炎患者食用。

◈ 猕猴桃苹果卷

用料：猕猴桃3个，苹果1个，哈密瓜1/4个，胡萝卜100克，生菜60克，蛋黄酱200克，春卷皮4张，葡萄干适量。

制法：猕猴桃、苹果、哈密瓜洗净去皮，切成长条备用。胡萝卜洗净削皮，入水稍煮，切成长条状。生菜洗净备用。将所有蔬果沥干水分，铺在春卷皮上，淋上蛋黄酱后，将春卷皮卷起即可。

功效：富含丰富的维生素C、锌、锰、钙等营养成分。适宜前列腺炎的辅助治疗。

◈ 鲜葡萄汁

用料：鲜葡萄250克。

制法：鲜葡萄洗净，去皮，去核，捣烂后与适量温沸水一起饮用。

功效：含有膳食纤维、维生素C、维生素B_1、维生素B_2、胡萝卜素、镁、钙、磷、锌、铁和铜等营养成分。适宜前列腺炎的患者食用。